Sönke Müller

Notfallmanagement in der Zahnarztpraxis

Sönke Müller

Notfallmanagement in der Zahnarztpraxis

Ein praktischer Ratgeber für jeden Zahnarzt

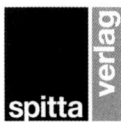

Korrespondenzadresse:
Dr. med. Sönke Müller
Internist/Leitender Notarzt
Fischersberg 26
69245 Bammental
E-Mail: Soenke.mueller@t-online.de
Internet: www.notfallseminare.de

Hinweis

Der wissenschaftliche Fortschritt in Medizin und Zahnmedizin führt zu immer neuen Er-
kenntnissen. Autor und Verlag haben große Mühe darauf verwendet, dass das Buch dem
Wissenstand bei der Abfassung entspricht. Änderungen sind jedoch grundsätzlich möglich. Der Leser wird daher gebeten, Therapieempfehlungen und Behandlungsverfahren zu
prüfen. Die Entscheidung für eine bestimmte Therapie liegt letztendlich in der Verantwortung
des behandelnden Arztes und Zahnarztes.

Bibliografische Information der Deutschen Bibliothek

Die Deutsche Bibliothek verzeichnet diese Publikation in der Deutschen Nationalbiblio-
grafie; detaillierte bibliografische Daten sind im Internet über http://dnb.ddb.de abrufbar.

Copyright 2005 by Spitta Verlag GmbH & Co. KG
Ammonitenstraße 1, 72336 Balingen, http://www.spitta.de
Printed in Germany

Lektorat: Johanna Graf M. A.
Satz: Petra Freudenmann, Jungingen
Druck: Kessler Druck + Medien, Bobingen

ISBN: 3-938509-07-4

Inhalt

Vorwort

Richtiges Handeln in Notfallsituationen

Notfallsituationen in der zahnärztlichen Praxis sind zwar selten, stellen den Zahnarzt und seine Mitarbeiter aber vor eine Situation, für die sie in der Regel nicht ausreichend vorbereitet sind. Organisatorisches Chaos und Hilflosigkeit können schlimmstenfalls die Folgen sein, was wiederum unter medizinischen, aber auch unter juristischen Aspekten zu fatalen Konsequenzen führen kann. Was tun?

Betrachtet man die meisten Empfehlungen, Bücher oder auch Kurse zum Thema Notfallmedizin für Zahnärzte und vergleicht die dort gegebenen Empfehlungen mit der realen notfallmedizinischen Ausbildung des Zahnarztes, so stoßen hier zwei Welten aufeinander. Dort die theoretisch empfohlenen Notfallmaßnahmen – vom venösen Zugang über verschiedenste zum Teil nur in der Intensivmedizin gebräuchlichen Medikamente bis hin zur Intubation und anderem Spezialwissen –, hier der Zahnarzt, der normalerweise ein- bis zweimal im Leben einen venösen Zugang im Studium an Kommilitonen gelegt und die empfohlenen Medikamente ebenso wie den Intubationsspatel noch niemals im Leben in der Hand gehalten hat.

Die Folge: Der Zahnarzt ist hinsichtlich der von ihm gängig geforderten Notfallmedizin verunsichert und überfordert. Dem muss und darf nicht so sein!

Als praktisch tätiger Internist, Notarzt und leitender Notarzt sowie als Leiter zahlreicher Notfallkurse für Zahnärzte und deren Helfer möchte ich dem Zahnarzt mit diesem Buch einen Ratgeber an die Hand geben, der ihn die Notfallmedizin in dem Rahmen umsetzen lässt, der für ihn realistisch und praktikabel ist, der ihm die Angst vor dem Notfall nimmt und damit sein Agieren von vornherein sicherer und effektiver macht!

Ein richtiges Handeln in Notfallsituationen ist nicht schwer, denn schon wenige grundlegende Maßnahmen können eine Notfallsituation entschärfen oder zumindest solange überbrücken, bis die Profis vom Rettungsdienst die Verantwortung übernehmen können! Also keine Angst vor dem Notfall!

Bammental im September 2005
Sönke Müller

1

Allgemeine Informationen

Juristische Aspekte

Unter Notfällen sind aus juristischer Sicht solche Ereignisse zu verstehen, die außerplanmäßige Behandlungen erforderlich machen. Grundsätzlich beinhaltet jede zahnärztliche Maßnahme Unwägbarkeiten, die unabhängig von jeder sorgfältig zahnärztlichen Behandlung eintreten können, ohne dass den Zahnarzt für den Eintritt des Notfalls eine Verantwortung trifft.

Unwägbarkeiten unabhängig zahnärztlicher Therapie

 Notfälle sind folglich unvermeidbar und unvorhersehbar.

Allgemeines Lebensrisiko

Der Eintritt einer allgemeinen Notfallsituation gehört zum allgemeinen Lebensrisiko, welches in der Regel jeder für sich selbst zu tragen hat. Auch bei jeder zahnärztlichen Behandlung kann es zu einem Notfall kommen. Allerdings könnte hier unter Umständen das Risiko für die Belastung mit den daraus eventuell resultierenden Nachteilen oder Schäden auf den verantwortlichen Zahnarzt übergehen. Insbesondere dann, wenn der Zahnarzt eine sorgfältige Anamneseerhebung unterlassen haben sollte und deshalb eine Behandlung beginnt, deren vollständige Beherrschung seine Fähigkeiten überschreitet, handelt es sich um ein so genanntes Übernahmeverschulden.

Übernahmeverschulden

Wichtig ist auch das richtige Verhalten des Zahnarztes in einem Notfall. Um auf Notfälle adäquat reagieren zu können, muss der Zahnarzt

- die Situation erkennen können,

- die erforderlichen Maßnahmen beherrschen und

- mit den dem aktuellen Stand entsprechenden notwendigen Medikamenten und Geräten für die durchzuführenden Sofortmaßnahmen ausgestattet sein.

Es ist ohne Bedeutung für diese Verpflichtung, ob die Ursache eines derartigen Notfalls in der Behandlung selbst liegt oder allgemein und unabhängig davon gegeben ist.

Beispiel: Allergische Reaktionen

Eine seltene Komplikation sind allergische Reaktionen der Patienten auf bei der Behandlung eingesetzte Medikamente oder zahnärztliche Werkstoffe. Eine möglicherweise dem Patienten bereits bekannte Disposition kann durch eine sorgfältige Anamnese bereits erforscht und bei der weiteren Behandlung bedacht werden.

Auf Medikamente
oder zahnärztliche
Werkstoffe

Treten allergische Reaktionen erstmals auf, so muss der Zahnarzt vor einer erneuten Behandlung den Patienten dazu veranlassen, dass die Ursache der Allergie abgeklärt wird.

Ursache der
Allergie abklären

Tritt im ganz seltenen Fall ein anaphylaktischer Schock ein, so muss der Zahnarzt die erforderlichen Maßnahmen zur Erhaltung der Vitalfunktionen kennen und durchführen sowie die dafür erforderlichen Medikamente und Gerätschaften bereithalten.

Anaphylaktischer
Schock: Vitalfunk-
tionen erhalten

Fazit

In der Zahnarztpraxis kann eine Reihe von Notfällen auftreten, die teils vorhersehbar sind, teilweise aber auch unerwartet und überraschend sein können. Es ist stets erforderlich, dass der Zahnarzt und sein Team darauf mit der gebotenen Übersicht reagieren, indem möglichst abgeklärt wird, worum es sich genau handelt und welche Maßnahmen weiter ergriffen werden müssen. Sollte die Inanspruchnahme anderer Ärzte oder Institutionen deshalb erforderlich werden, weil die Grenzen der Kompetenz des Zahnarztes erreicht sind, so muss die Entscheidung zur anderweitigen Intervention rechtzeitig getroffen werden (zum Beispiel Notruf).

Es ist äußerst sinnvoll, dass sich nicht nur der Zahnarzt, sondern das gesamte Team einer Zahnarztpraxis durch regelmäßige, dokumentierte beziehungsweise zertifizierte Fortbildungen auf Notfallmaßnahmen in der Praxis vorbereitet.

Team in Notfall-
fortbildungen
einbeziehen

Die Handlungspflicht des Zahnarztes geht insgesamt deutlich über die allgemeine Hilfsleistungspflicht, wie sie im Gesetz zur unterlassenen Hilfeleistung definiert wird, hinaus.

Handlungspflicht
des Zahnarztes

!

Aufklärungspflicht des Zahnarztes

Eine zahnärztliche Behandlungsmaßnahme kann den Tatbestand der Körperverletzung erfüllen, wenn sie nicht von der Einwilligung des Patienten gedeckt ist. Mit seiner Einwilligung verwandelt sozusagen der Patient die rechtswidrige Körperverletzung in eine legitime Heilbehandlungsmaßnahme. Die Einwilligung des Patienten ist aber unwirksam, wenn der Zahnarzt nicht zuvor seinen Patienten umfassend aufgeklärt hat. Der Zahnarzt handelt nur rechtmäßig, wenn drei zentrale Grundvoraussetzungen vorliegen.

Voraussetzungen für rechtmäßiges Handeln

- Sein Eingriff muss indiziert sein,

- der Patient muss sein Einverständnis nach umfassender Aufklärung erklärt haben und

- seine Behandlung muss lege artis erfolgt sein.

Aufklärungsschritte

Die Aufklärung kann in folgende Schritte gegliedert werden:

- Aufklärung über die Diagnose

- Aufklärung über die Prognose

- Aufklärung über die vorgeschlagene Behandlung nebst Behandlungsalternativen, Aufklärung über die Risiken der Behandlung sowie

- Aufklärung über eventuelle Nachwirkungen

Mögliche Probleme bereitet die vorgeschriebene Aufklärung über Behandlungsalternativen und die Risikoaufklärung. Bei der Aufklärung über alternative Behandlungsmethoden ist darüber nachzudenken, ob es statt der geplanten Behandlung eine andere wirksame Behandlung gibt, die Unterschiede in der Intensität des Eingriffs, in den Folgen und in der Erfolgssicherheit aufweist.

Mögliche Probleme

Stehen zum Beispiel zwei vollwertige Behandlungsmethoden nebeneinander, die sich aber in Intensität des Eingriffs, in den Folgen und in der Erfolgssicherheit unterscheiden, muss der Zahnarzt den Patienten hierüber ausführlich aufklären.

Aufklärung über Behandlungs-alternativen

Bei der Risikoaufklärung geht es hauptsächlich um die Frage, über welche Risiken beziehungsweise welche Komplikationsdichte der Zahnarzt aufklären muss. Die Risikoaufklärung vermittelt Informationen über die Gefahren eines zahnärztlichen Eingriffs, nämlich über mögliche dauernde oder vorübergehende Nebenfolgen, die sich auch bei Anwendung der gebotenen Sorgfalt, bei fehlerfreier Durchführung des Eingriffs nicht mit Gewissheit ausschließen lassen.

Risikoaufklärung

Über Risiken, die mit der Eigenart eines Eingriffs spezifisch verbunden sind (so genannte typische Risiken), ist unabhängig von der Komplikationsrate aufzuklären. Bei anderen Risiken (atypische Risiken) ist die Aufklärung von der Komplikationsrate abhängig. Fest steht jedenfalls, dass der Zahnarzt auch über seltene Risiken aufzuklären hat, wenn sie im Fall ihres Eintretens das Leben des Patienten schwer belasten und trotz ihrer Seltenheit für den Eingriff spezifisch, für den Laien aber überraschend sind.

Typische Risiken

Dokumentation

Der Zahnarzt ist nicht nur berufsrechtlich, sondern auch vertraglich gegenüber seinen Patienten zur Dokumentation verpflichtet. Die Krankenunterlagen werden also auch im Interesse des Patienten erstellt.

Berufsrechtliche und vertragliche Verpflichtung

Der Kassenzahnarzt ist verpflichtet, über jeden behandelten Kranken Aufzeichnungen zu machen, aus denen die einzelne Leistung, die behandelten Zähne und, soweit erforderlich, die Diagnose sowie die Behandlungsdaten ersichtlich sein müssen.

Unzulänglichkeiten   Nach fester Spruchpraxis können Unzulänglichkeiten der Dokumenta-
                      tion nämlich zu Beweiserleichterungen im Haftpflichtprozess zuguns-
                      ten des Patienten führen. Das Fehlen eines gebotenen Vermerks in der
                      Kartei wirkt sich zugunsten des Fehlernachweises durch den Patien-
                      ten aus.

Rettungskette

Die Hilfeleistungen bei einem Notfall greifen ineinander wie die Glieder einer Kette (Abb. 1). Auch hier gilt: Die Kette ist nur so stark wie ihr schwächstes Glied. Gerade von den Sofortmaßnahmen wie zum Beispiel Absichern einer Unfallstelle, Absetzen des Notrufs, Retten aus der Gefahrenzone, Atemspende bei Atemstillstand, Stillen starker Blutungen, Schockbekämpfung usw. kann es abhängen, ob ein akut Erkrankter oder Verletzter eine lebensbedrohliche Situation überlebt oder nicht.

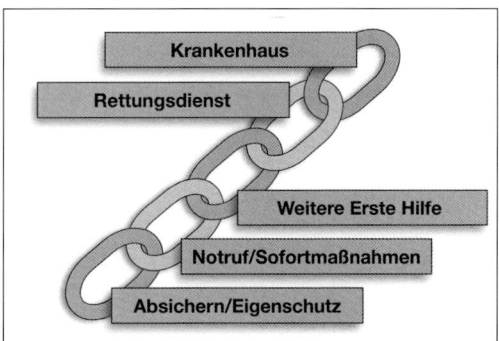

Abb. 1
Rettungskette

Sofortmaßnahmen

Lebensrettende Sofortmaßnahmen sind alle Maßnahmen, mit denen ein Ersthelfer versucht, in einer lebensbedrohenden Situation einer verunfallten oder erkrankten Person zu helfen. Ziel ist der Erhalt der lebenswichtigen Körperfunktionen des Patienten, der so genannten Vitalfunktionen.

Lebensrettende Sofortmaßnahmen

Ziel: Erhalt der Vitalfunktionen

Zu den lebensrettenden Sofortmaßnahmen zählen beispielsweise

- Absichern der Unfallstelle

- Retten aus der Gefahrenzone

- Notruf absetzen

- Herz-Lungen-Wiederbelebung

- Blutstillung

- Schockbekämpfung

- Herstellen der stabilen Seitenlage

Die Reihenfolge der Hilfeleistungen richtet sich nach der jeweils vorge-
fundenen Notfallsituation. Nach einem Verkehrsunfall beispielsweise
stehen das Absichern der Unfallstelle und das Retten aus der Gefahrenzone an erster Stelle. Bitte bedenken Sie: Es würde weder dem
Betroffenen noch Ihnen nützen, wenn Sie sich in Gefahr bringen. Diese
Regel gilt grundsätzlich auch bei anderen Notfällen:

!

»Sicherheit geht vor!«

Notruf

Wann Rettungs-
dienst alarmieren?

Der Zeitraum zwischen dem Eintreten einer Notfallsituation und dem
Eintreffen von »Profi-Rettern« kann nur dann minimiert werden, wenn
frühzeitig daran gedacht wird, einen Notruf abzusetzen. Sobald eine
Notfallsituation unüberschaubar wird, die Schwere des Notfalls nicht
sicher abschätzbar ist oder wenn offensichtlich eine echte Notfallsituation vorliegt, sollte sofort der Rettungsdienst alarmiert werden.

Gezielten Auftrag
erteilen

Der Auftrag zum Absetzen des Notrufs sollte gezielt an eine Person
der Praxis erteilt werden, damit nicht fälschlicherweise von jedem
angenommen wird, ein anderer habe dieses bereits erledigt. Lieber
mehrere Notrufe als keiner!

Notrufnummer

Die sichersten Telefonnummern – da bundesweit geltend, rund um die
Uhr besetzt und im Zweifelsfalle eine Direktverbindung zum Rettungs-
dienst herstellend – sind die Notrufnummer 110 der Polizei und die
Notrufnummer 112 der Feuerwehr. (Letztere ist in manchen Teilen
Deutschlands auch für den Rettungsdienst zuständig.)

Die 110 und die 112 erreichen Sie auch bundesweit aus dem Mobilnetz sogar ohne eine im Handy eingelegte Netzkarte.

Den Rettungsdienst erreichen Sie immer direkt auch bundesweit – aus dem Festnetz ohne Vorwahl – unter der Notrufnummer 19222.

Mobiltelefone

Von jedem Handy aus ist europaweit die 112 immer freigeschaltet, das heißt: Egal wo Sie sich befinden, wenn Sie die 112 auf Ihrem Handy – auch ohne Karte oder PIN – wählen, werden Sie mit der nächsten Polizeinotruf- oder Rettungsleitstelle verbunden. In Deutschland ist zusätzlich auch die 110 als Notrufnummer möglich (aber nur mit eingelegter Karte!).

112 – europaweit freigeschaltet

110 – zusätzlicher Notruf in Deutschland

Der Anruf ist kostenlos. Wenn Sie auf dem eigenen Netz keinen Empfang haben, sucht sich das Handy ein anderes Netz. Falls Sie bei einem medizinischen Notruf dann bei einer Polizeileitstelle auflaufen, kann diese Sie entweder direkt weiter verbinden oder Ihren Notruf weiterleiten.

Notrufnummern Deutschland (Abb. 2)

112 – fast überall in Deutschland die Rufnummer der Rettungsleitstelle von Feuerwehr, Katastrophenschutz und Rettungsdienst

19222 – in Baden-Württemberg, Bayern (Ausnahme München, dort 112), Rheinland-Pfalz und im Saarland Rufnummer der Rettungsleitstelle

19222 – in vielen anderen Bundesländern Nummer für die Krankentransportdienste

110 – bundesweit Polizeinotruf

Notrufnummern Österreich

133 – Polizeinotruf

144 – Rettungsdienst

Notrufnummern Schweiz

117 – Polizeinotruf

144 – Rettungsdienst

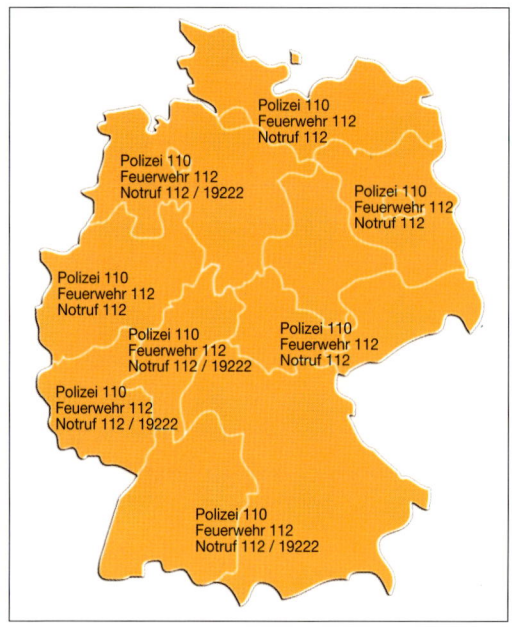

Abb. 2

Checkliste Notruf

Der Notruf besteht aus fünf Merksätzen, die alle mit »W« beginnen:

!

Wo geschah es?

Sie sollten möglichst genaue Angaben über den Notfallort machen. Nur eine genaue Ortsangabe (Ort, Straße, Hausnummer u.s.w.) erspart dem Rettungsdienst unnötiges Suchen.

Helfen Sie dem Rettungsdienst beim Finden Ihrer Praxis, indem Sie gegebenenfalls einen Einweiser vor das Haus stellen!

Was geschah?

!

Sie sollten die Notfallsituation kurz beschreiben, damit die Rettungsleitstelle abschätzen kann, welches Rettungsmittel zum Einsatz kommen muss.

Wenn Sie die Notfallsituation aktuell noch nicht übersehen können,
eine vital bedrohende Situation jedoch nicht auszuschließen ist,
scheuen Sie sich nicht, das höherrangige Rettungsmittel (also Rettungswagen nicht Krankenwagen, Notarzt) direkt anzufordern. Zusatz-
informationen bei besonderen Situationen (zum Beispiel bei Unfällen:
eingeklemmter Patient, Brandgefahr etc.) sofort weitergeben, damit
entsprechende zusätzliche Rettungskräfte alarmiert werden können.

Wie viele Verletzte?

!

Ist mehr als eine Person betroffen?

Welche Art von Verletzungen?

!

Sollten Sie schon die Art von Verletzungen oder Erkrankungen überbli-
cken (zum Beispiel Verdacht auf anaphylaktische Reaktion), so geben
Sie diese Information schon weiter, damit der Notarzt/das Rettungs-
dienstpersonal gegebenenfalls schon gezielt besonderes Material aus
dem Fahrzeug zur Einsatzstelle mitbringen kann.

Warten auf Rückfragen?

!

Merke: Das Gespräch wird immer von der Leitstelle beendet.

Rettungsmittel

Rettungsmittel im engeren Sinne sind die Mittel für die Beförderung der Patienten beziehungsweise für das Heranführen des rettungsdienstlichen Personals zum Notfallort/Ort des Transportbeginns.

KTW
- Krankentransportwagen (KTW)
  Zur Beförderung von Patienten, die keiner notfallmedizinischen, jedoch einer medizinisch fachgerechten Betreuung bedürfen und nicht dazu in der Lage sind, öffentliche Verkehrsmittel, Taxen oder Mietwagen zu benutzen.
  Besatzung (in den einzelnen Bundesländern unterschiedlich geregelt): meistens Rettungssanitäter/Rettungshelfer

RTW
- Rettungswagen (RTW)
  Einsatz bei Notfällen, für die präklinische Versorgung von Notfallpatienten, die neben Erste-Hilfe-Maßnahmen zusätzlicher Maßnahmen (zum Beispiel Wiederherstellung /Aufrechterhaltung der Vitalfunktionen) bedürfen.
  Besatzung (in den einzelnen Bundesländern unterschiedlich geregelt): meistens Rettungssanitäter + Rettungsassistent

NAW
- Notarztwagen (NAW)
  Ausstattung wie RTW + zusätzlich mit Notarzt besetzt, für Patienten, die vor und/oder während des Transportes lebensrettender oder erweiteter lebensrettender Maßnahmen durch einen Arzt bedürfen.
  Besatzung (in den einzelnen Bundesländern unterschiedlich geregelt): Rettungssanitäter + Rettungsassistent + Notarzt (Arzt im Rettungsdienst)

NEF
- Notarzteinsatzfahrzeug (NEF)
  Notarzteinsatzfahrzeug, Zubringer für den Notarzt und seine Notfallausrüstung im Rendezvoussystem mit RTW.
  Besatzung (in den einzelnen Bundesländern unterschiedlich geregelt): Rettungsassistent + Notarzt (Arzt im Rettungsdienst)

- Rettungshubschrauber (RTH)
  Rettungshubschrauber, zum Patiententransport im Rahmen von Pri-
  mär- und Sekundäreinsätzen, ausgestattet wie NAW.
  Die Besatzung besteht mindestens aus Hubschrauberführer (Pilot),
  Rettungsassistent und Notarzt.

RTH

First Responder – Helfer vor Ort

First Responder sind ein zusätzliches Glied in der Rettungskette zwischen der Laienhilfe und dem qualifizierten Rettungsdienst. Als »Helfer
vor Ort« kommen meistens Einheiten der Feuerwehr und/oder der ört-
lichen Hilfsorganisationen als organisierte Hilfe bis zum Eintreffen des
Rettungsdienstes zum Einsatz und zwar insbesondere dann, wenn der
Rettungsdienst aufgrund langer Anfahrten oder auch wegen Überlas-
tung nicht rechtzeitig eintreffen kann.

Zwischen Laienhilfe und qualifiziertem Rettungsdienst

Bundesweit verbreitet sind in zunehmender Zahl vor allem die *Freiwil-
ligen First Responder*, das heißt freiwillige Kräfte unterschiedlicher
medizinischer Qualifikation, die sich bereit erklären, auf Anforderung
durch die Rettungsleitstelle zu medizinischen Notfällen zu fahren und
durch erste Hilfe das therapiefreie Intervall zu verkürzen, bis reguläre
Rettungsdienstkräfte eintreffen.

Freiwillige First Responder

Welche Notfälle sind in einer Praxis zu erwarten?

Die Gefahr von Komplikationen bei Patienten in der Zahnarztpraxis ist bedingt durch die zahnärztlichen Eingriffe und Maßnahmen und/oder durch die bestehenden Vorerkrankungen des Patienten.

!

Komplikationen, hervorgerufen durch die zahnärztlichen Maßnahmen:

- orthostatischer Kollaps, ausgelöst durch Angst, Schmerz

- Hyperventilationstetanie, ausgelöst durch Angst, Schmerz

- allergische Reaktionen auf Lokalanästhetika oder andere Substanzen

- Intoxikationen durch Lokalanästhetika oder deren Zusätze

Komplikationen, hervorgerufen durch bestehende Vorerkrankungen des Patienten:

- Angina-pectoris-Anfall, Herzinfarkt bei koronarer Herzkrankheit

- hypertone Krise bei arterieller Hypertonie

- Atemnot durch Herz-Kreislauf-Komplikationen (zum Beispiel akutes Lungenödem bei Herzinsuffizienz)

- Atemnot durch Aspiration, Bronchospastik, Asthma bronchiale

- Hypoglykämie bei Diabetes mellitus

- allergische Reaktion bis hin zum anaphylaktischen Schock

2
Der Risikopatient

Wie wird ein Risikopatient erkannt?

Immer mehr Risikopatienten

Definition

Insbesondere angesichts der Zunahme des Anteils älterer und multi-morbider Patienten steigt die Zahl der Risikopatienten in der zahnärzt-lichen Praxis ständig an. Risikopatienten sind jene Patienten, bei denen das Risiko für eine Komplikation unter der Behandlung gegen-über der gesunden Normalbevölkerung erhöht ist. Natürlich kann jeder Patient auch unvermittelt – durch akute bisher nicht bekannte Erkran-kungen – zum Risikopatienten werden.

Abschätzung des Gesamtrisikos

Gezielte, dokumen-tierte Anamnese

Eine gewisse Abschätzung des Gesamtrisikos ist nur durch eine gezielte und auch dokumentierte Anamneseerhebung möglich. Über 99 Prozent aller relevanten Erkrankungen lassen sich durch diese ein-fache Maßnahme erkennen, die aber nicht nur den Patienten vor nega-tiven gesundheitlichen Auswirkungen der Behandlung schützt, son-dern auch aus haftungs- und strafrechtlichen Hintergründen für den Zahnarzt von eklatanter Bedeutung ist.

Anamneseerhe-bung ist effektivste Maßnahme zur Erkennung von Risikopatienten

Die Anamneseerhebung ist die wichtigste und effektivste Maßnahme zur Erkennung von Risikofaktoren. Sie ist vom behandelnden Arzt grundsätzlich mündlich – das heißt im direkten Patient-Arzt-Ge-spräch – durchzuführen. Eine schriftliche Dokumentation hat stets zu erfolgen. Dieses kann auch mithilfe von standardisierten Fragebögen, die vom Patienten bereits vor Beginn der Behandlung durchgelesen und ausgefüllt werden, geschehen.

Anamnesebogen vor Behandlung durchsprechen und …

Der vorab ausgefüllte Anamnesebogen muss vom behandelnden Arzt vor Beginn der Behandlung gelesen und mit dem Patienten durchge-sprochen werden, Rückfragen über Schweregrad, Verlauf oder Thera-pie müssen erfolgen. Kann der Patient selbst keine ausreichenden

Angaben machen, sind Rücksprachen bei den behandelnden Ärzten zu nehmen.

Der Anamnesebogen sollte in regelmäßigen zeitlichen Abständen aktualisiert werden, damit auch Neuerkrankungen erfasst werden können.

... regelmäßig
aktualisieren

Diese Anamnese muss folgende Aspekte eruieren.

!

1. Kardiologische Vorerkrankungen:
- koronare Herzerkrankung
- Herzinfarkt in der Vorgeschichte
- Herzinsuffizienz
- Hypertonie
- Hypotonie

2. Pulmonale Vorerkrankungen:
- Asthma bronchiale
- Lungenembolien

3. Stoffwechselerkrankungen:
- Diabetes mellitus

4. Allergische Vorerkrankungen

5. Neurologische Vorerkrankungen:
- Epilepsie

6. Infektionskrankheiten:
- chronische Hepatitis B/C
- HIV-Infektion

7. Alkohol- oder Drogenabhängigkeit

8. Aktuelle Medikation:
- Antikoagulanzien (zum Beispiel Marcumar)

Beispiele für Anamnesebögen

Erhebungsbogen über vorhandene Erkrankungen

Auch Allgemeinerkrankungen können Auswirkungen auf die zahnärztliche Behandlung haben. Deswegen bitten wir Sie, diesen Erhebungsbogen auszufüllen. Er wird Ihren persönlichen Unterlagen angefügt. Bitte beachten Sie, dass diese Angaben der ärztlichen Schweigepflicht unterliegen. Sie dienen ausschließlich dazu, unsere Behandlung Ihrem Gesundheitszustand anzupassen. Zum Teil sind sie gesetzlich vorgeschrieben.

Ihre Angaben werden von uns ggf. elektronisch gespeichert, unterliegen aber den strengen Bestimmungen des Datenschutzes.

Patient: _____
           Name   Vorname   Geburtsdatum

Versicherter: _____
           Name   Vorname   Geburtsdatum   Krankenkasse

☐ pflichtversichert   ☐ Privatversicherung: _____
☐ freiwillig versichert

Anschrift: _____
        Postleitzahl   Ort   Straße   Telefon-Nr. privat   Telefon-Nr. gesch.

Arbeitgeber:* _____ Beruf:* _____

Name und Anschrift Ihres Hausarztes: ....

....

Wegen welcher Krankheit werden oder wurden Sie behandelt?

Bitte ausfüllen oder ankreuzen

		ja	nein
Herzerkrankungen:	Herzschwäche (Insuffizienz)	☐	☐
	unregelmäßiger Herzschlag (Arrhythmien)	☐	☐
	Herzasthma, Angina pectoris............................	☐	☐
	Herzschrittmacher	☐	☐
Kreislauferkrankungen:	zu hoher Blutdruck..	☐	☐
	zu niedriger Blutdruck	☐	☐
	Herzinfarkt, wann?	☐	☐
	Einnahme gerinnungshemmender Medikamente	☐	☐
	Ohnmachtsanfälle	☐	☐
Stoffwechselerkrankungen:	Zuckerkrankheit (Diabetes).............................	☐	☐
	Magen-Darm-Erkrankungen	☐	☐
	Schilddrüsenerkrankungen	☐	☐
Erkrankungen des Nervensystems:	epileptiforme Anfälle / Krämpfe........................	☐	☐
Bluterkrankungen:	Blutungsneigungen (Hämophilie).......................	☐	☐
	Blutarmut (Anämie)	☐	☐
Allergien:	Ekzeme	☐	☐
	Penicillin-Überempfindlichkeit	☐	☐
	Asthma	☐	☐
	Besitzen Sie einen Allergiepass?	☐	☐
	Überempfindlichkeit gegen _____		
Infektionskrankheiten:	Leberentzündung/Gelbsucht (Hepatitis A oder B)	☐	☐
	Tuberkulose	☐	☐
	chronische Erkrankungen der Atemwege – Husten etc.	☐	☐
	AIDS, HIV	☐	☐
Immunsystem:	Leiden Sie unter Erkrankungen des Immunsystems? Wenn ja welche?....	☐	☐
	_____		
Sonstige Erkrankungen:	_____		

Welche Medikamente nehmen Sie zurzeit? _____

		ja	nein
Weitere Angaben:	Sind oder waren Sie drogenabhängig?	☐	☐
	Sind Sie frisch operiert?	☐	☐
	Wann wurden Sie zum letzten Mal geröntgt? _____	☐	☐
	Sind Sie schwanger? (Welcher Monat? ....)	☐	☐

_____
Datum/Unterschrift Patient/Versicherter

Wir danken Ihnen für Ihre Angaben.

* freiwillige Angaben

SPITTA VERLAG · 72334 Balingen · Telefon (0 74 33) 9 52-0   **Art.-Nr. 020 131**

Anmeldeformular

Personalien:

Patient (Name, Vorname) _____ geb. _____

Versicherter (Name, Vorname) _____ geb. _____

Anschrift: Straße/Nr. _____

Wohnort _____ Tel.-Nr. _____

Krankenkasse _____

Hausarzt/andere Ärzte, bei denen Sie in ständiger Behandlung sind _____

Beruf* _____ Arbeitgeber* _____

Anschrift Arbeitgeber* _____ Tel.-Nr.* _____
* freiwillige Angaben
_____
_____

Gesundheitsfragebogen:

Der Fragebogen besteht aus zwei Teilen. Die Fragen 1 bis 19 dienen der Risikoabklärung. Zu Ihrer eigenen Sicherheit müssen Sie sie gewissenhaft beantworten. Ihre Angaben unterliegen selbstverständlich der ärztlichen Schweigepflicht und dem Datenschutz! Sollten beim Ausfüllen Unklarheiten bestehen, fragen Sie unsere Helferinnen.

Ja / Nein

1. Leiden Sie an **Herz-, Kreislauf- oder Gefäßerkrankungen?** .... ○ ○

2. Haben Sie manchmal **Atemnot oder Brustschmerzen?** .... ○ ○

3. Müssen Sie oft **husten?** .... ○ ○
   Husten Sie manchmal auch Blut oder Schleim? .... ○ ○

4. Leiden Sie an **Asthma?** .... ○ ○

5. Haben Sie **Bluterkrankungen** .... ○ ○
   oder **abnorme Blutungsneigungen** (z. B. nach Verletzungen)? .. ○ ○

6. Ist bei Ihnen ein **erhöhter Flüssigkeitsbedarf** auffällig? .... ○ ○

7. Leiden Sie an **Diabetes?** .... ○ ○

8. Leiden Sie an **grünem Star** (Glaukom)? .... ○ ○

9. Haben Sie ein **Prostataleiden?** .... ○ ○

10. Haben Sie ein **Schilddrüsenleiden?** .... ○ ○

11. Nehmen Sie regelmäßig **Medikamente** ein? .... ○ ○
    Wenn ja, welche?

Ja / Nein

12. Reagieren Sie überempfindlich auf irgendwelche Substanzen/Arzneien .... ○ ○
    – oder haben Sie **Allergien?** .... ○ ○
    Wenn ja, wogegen?
    _____

13. Hatten/haben* Sie ein **Leberleiden** (Gelbsucht/Hepatitis)? ○ ○
    (*Zutreffendes bitte unterstreichen)

14. Hatten/haben* Sie **Tuberkulose** (Tbc)? .... ○ ○
    (*Zutreffendes bitte unterstreichen)

15. Leiden Sie an **AIDS** .... ○ ○
    oder sind Sie **HIV⁺**? .... ○ ○

16. Waren Sie in letzter Zeit in ärztlicher Behandlung .... ○ ○
    – oder hat sich Ihr **Gesundheitszustand** irgendwie verschlechtert? .... ○ ○

17. Sind jemals **Probleme bei ärztlichen Behandlungen** aufgetreten? .... ○ ○
    Wenn ja, welche? _____

18. Sind Sie **schwanger?** . . . . ○ weiß nicht ○ ○
    (teilen Sie uns bitte jede Schwangerschaft mit)

19. Haben Sie **Angst vor der Zahnbehandlung** .... ○ ○
    – oder gibt es Erlebnisse mit zahnärztlicher Behandlung, über die Sie mit uns sprechen möchten? .... ○ ○

Den folgenden Teil brauchen Sie nur dann auszufüllen, wenn Sie Interesse an umfassender und systematischer Behandlung bestehender Gebiss-Schäden sowie an der konsequenten Verhinderung weiterer Zahnerkrankungen haben.

20. Haben Sie manchmal Zahnfleischbluten? .... ○ ○

21. Halten Sie es für nützlich, dass wir Sie über neue Erkenntnisse im Bereich der **Zahnpflege** informieren? .... ○ ○

22. Würden Sie sich leicht mit einer herausnehmbaren Prothese abfinden? . . . . ○ weiß nicht ○ ○

23. Leiden Sie oft an **Kopfschmerzen** .... ○ ○
    oder **Verspannungen** im Gesichts-/Nackenbereich? .... ○ ○

24. Würden Sie sich als nervös oder stressanfällig bezeichnen? .... ○ ○

25. Haben Sie **Schluckbeschwerden?** .... ○ ○

26. Leiden Sie an **Rheuma** oder anderen Knochen- bzw. Gelenkproblemen? .... ○ ○

27. Existieren Zahn-/Kiefer-Röntgenbilder jüngeren Datums? .... ○ ○

Zahnmedizinische Aspekte, über die Sie gerne aufgeklärt/beraten werden möchten:
_____
_____
_____

Datum/Unterschrift

SPITTA VERLAG · 72334 Balingen · Telefon (0 74 33) 9 52-0

Art.-Nr. 020 111

Allergie

Allergien sind weit verbreitet und können grundsätzlich durch jede kör-
perfremde Substanz ausgelöst werden. Für den Zahnarzt sind Allergien gegen von ihm verwendete Medikamente, deren Zusatzstoffe und
gegen zahnärztliche Werkstoffe von besonderer Bedeutung.

Risiko

Bei Kontakt mit dem entsprechenden Allergen Auslösung einer allergischen Reaktion (im Extremfall anaphylaktischer Schock)

Symptome/Behandlung

siehe »Spezielle Notfallsituationen«: Allergie (S. 131 ff.)

Prophylaxe

Anamnestische Fragen

- Bei jedem Patienten nach bekannten Allergien fragen.

- Wann, wobei, in welchem Umfang aufgetreten?

- Familiäre Disposition?

- Allergiepass vorhanden?

Vorbeugende Maßnahmen

- Vermeidung des potenziellen Allergens

- Bei Unklarheiten vor Verwendung der betreffenden Substanz Aller-
  gietest veranlassen.

- Im Zweifelsfall Lokalanästhetika ohne Konservierungsstoffe (keine
  Mehrfachentnahmeflaschen) verwenden.

Asthma bronchiale

Obstruktive Ventilationsstörung mit Enge der Atemwege und anfalls-   Definition
weiser Atemnot infolge von Bronchospasmus, Schleimhautödem und
Hypersekretion eines zähen Schleims, ausgelöst durch exogene oder
endogene Reize.

Extrinsic-Asthma wird ausgelöst durch exogene Allergene, meist als   Extrinsic-Asthma
IgE-vermittelter Allergietyp I (Soforttyp). Auslöser sind vor allem Pol-
len, Hausstaubmilben, Insektenallergene, Tierhaare, Schimmelpilze,
Mehlstaub (Bäckerasthma) und Konservierungsstoffe, später auch
unspezifische Stimuli. Findet sich zumeist bei Kindern und Jugendlichen.

Das (seltenere) Intrinsic-Asthma beginnt eher im Erwachsenenalter   Intrinsic-Asthma
und wird ausgelöst durch Infekte, Anstrengung, Medikamente, Kon-
servierungs- oder Farbstoffe und Nahrungsmittel (pseudoallergisches
Asthma) sowie emotionale Faktoren. Häufig kommen Mischformen
beider Erkrankungsformen vor.

Auslösen eines Asthmaanfalles durch Angst, Stress oder Kontakt mit
einem Allergen

Symptome/Behandlung

siehe »Spezielle Notfallsituationen«: Asthma bronchiale (S. 138 f.)

Prophylaxe

Anamnestische Fragen

- Bei jedem Patienten nach bekanntem Asthma bronchiale/hyperrea-
  giblem Bronchialsystem fragen.
  – Wann, wobei, in welchem Umfang aufgetreten?
  – Häufigkeit der Anfälle? Zeitpunkt des letzten Anfalls?
- Aktuelle Medikation? Bedarfsmedikation?

Vorbeugende Maßnahmen

- Vermeidung der potenziellen Auslöser/Allergene (zum Beispiel Acetylsalicylsäure, Latex)

- Gegebenenfalls vorbeugende Medikation durch vom Patienten mitgebrachte Sprays/Inhalatoren. Gegebenenfalls Rücksprache mit behandelndem Arzt

Diabetes mellitus

Chronische Hyperglykämie mit daraus folgender Störung anderer Stoffwechselprozesse und Organschäden. Nach der Ursache ihrer Entstehung unterscheidet man verschiedene Diabetesformen, denen entweder ein absoluter Insulinmangel (fehlende oder verminderte Insulinsekretion) oder ein relativer Insulinmangel zugrunde liegt.

Der Typ-1-Diabetes tritt meist bei Jugendlichen unter 20 Jahren auf; er wird den Autoimmunerkrankungen zugeordnet und erfordert in aller Regel eine sofortige Therapie mit Insulin.

Typ-1-Diabetes

Der Typ-2-Diabetes beginnt meist erst im höheren Lebensalter. Es besteht eine Insulinresistenz vor allem der Leber und der Skelettmuskulatur, aber auch eine Störung der Inselfunktion. Seine medikamentöse Therapie beginnt in den meisten Fällen mit der Einnahme von oralen Antidiabetika (zum Beispiel Metformin, Glibenclamid und andere).

Typ-2-Diabetes

Risiko

Auslösen einer Stoffwechselentgleisung:

- Hypoglykämie bis hin zum hypoglykämischen Koma
- Coma diabeticum (hyperglykämisches Koma) durch stressbedingte vermehrte Katecholaminausschüttung und/oder exogene Adrenalin-Zufuhr
- Wundheilungsstörungen und lokale Infektionen infolge der Angiopathie und der verminderten Granulozytenaktivität

Symptome/Behandlung

siehe »Spezielle Notfallsituationen«: Hypoglykämie (S. 155 f.)

Prophylaxe

Anamnestische Fragen

- Diabetes mellitus bekannt? Welcher Typ? Seit wann?
    - Medikamentöse Therapie? Insulin? Orale Antidiabetika?
    - Wurden heute Medikamente genommen?

- Begleiterkrankungen (KHK?, Hypertonie?, Arterielle Verschluss-krankheit?, Neuropathien?, Nephropathien?, Offene Wunden, Wundheilungsstörungen?)

Vorbeugende Maßnahmen

- Einnahme der Diabetes-Medikamente am Behandlungstag in übli-cher Weise, Nahrungsgewohnheiten/Nahrungsrhythmus beibehal-ten. Falls eine Nahrungskarenz erforderlich ist, gegebenenfalls Medikamentenreduktion in Absprache mit behandelndem Arzt!

- Vermeidung von Behandlungsstress (Wartezeiten/Schmerzen)

- Vorsicht mit Adrenalin (keine adrenalinhaltigen Retraktionsfäden, Adrenalin-Zusatz zu Lokalanästhetika maximal 1: 200 000)

- Bei operativen Eingriffen Antibiotika-Prophylaxe

- Aktueller Blutzuckerwert? Gegebenenfalls BZ-Bestimmung durch-führen! (Abb. 3)

- Normbereich: 70 bis 110 mg/dl (nüchtern)

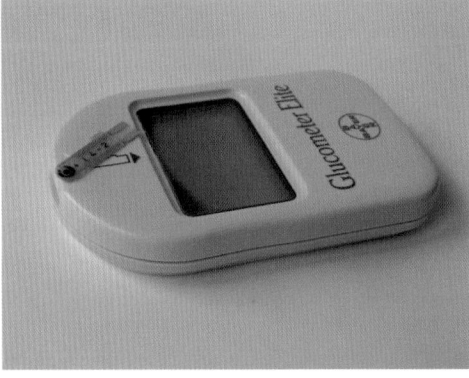

Abb. 3
Blutzucker-Messgerät

Durchführung der Blutzuckermesssung (Kapillarblutentnahme)

- Hände vor der Blutentnahme mit Seife und warmem Wasser waschen, um sie zu reinigen und die Blutzirkulation zu fördern.

- Wenn Sie einen Alkoholtupfer zur Hautdesinfektion benutzen, warten Sie vor der Blutentnahme unbedingt ab, bis der Alkohol vollständig verdunstet ist.

- Blutentnahme an den Seiten der Fingerbeere durchführen, da hier die Blutversorgung am besten und das Schmerzempfinden am geringsten ist (Abb. 4 und 5).

- Stechen Sie nicht zweimal in dieselbe Einstichstelle, sondern wechseln Sie von Finger zu Finger. Benutzen Sie nicht den Daumen.

- Drücken Sie die vorbereitete Stechhilfe seitlich leicht an die Fingerbeere und lösen Sie den Auslöser aus. Wischen Sie das zuerst ausgetretene Blut mit einem sauberen Baumwolltupfer ab.

- Danach drücken Sie die Fingerbeere leicht zusammen, damit ein ausreichend großer Blutstropfen entsteht (nicht ausquetschen!). Moderne Blutzuckermessgeräte benötigen lediglich 1 bis 3 µl (= Mikroliter = 1/1000 Milliliter) Blut!

- Tragen Sie anschließend den Blutstropfen auf einen Teststreifen auf. Sobald der Teststreifen ausreichend mit Blut benetzt ist, wird das Blutzuckermessgerät mit dem Messen beginnen und nach zirka 30 Sekunden das exakte Messergebnis auf dem Display darstellen.

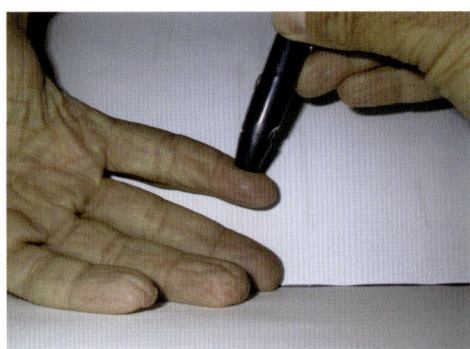

Abb. 4a
Blutzuckermessung: Stechen

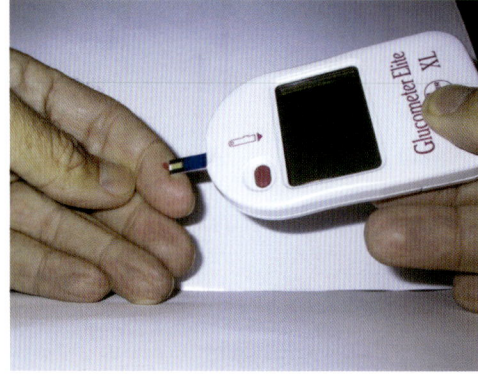

Abb. 4b
Blutzuckermessung: Bluts-
tropfen

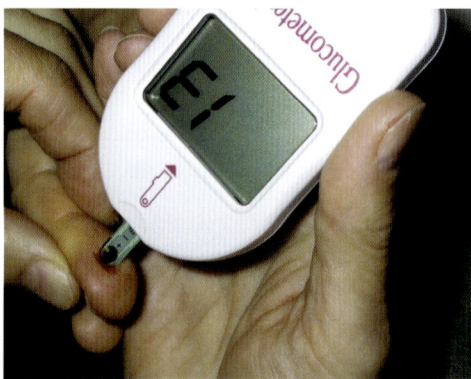

Abb. 5
Blutzuckermessung

Epilepsie/Anfallsleiden

Oberbegriff für zerebrale Funktionsstörungen mit anfallsweise auftre- Definition
tenden Spontanentladungen zentraler Neurone und gesteigerter
Krampfbereitschaft, hervorgerufen durch ein Ungleichgewicht zwischen hemmenden und fördernden Neurotransmittern. Betroffen sind
insgesamt rund 0,8 Prozent der Gesamtbevölkerung!

Nicht zur Epilepsie im eigentlichen Sinne zählen die Gelegenheits- Gelegenheits-
krämpfe
krämpfe, die nur unter spezieller Belastung auftreten (zum Beispiel Fie-
berkrämpfe, Anfälle unter Alkoholentzug).

Die Auslöser eines Anfalls sowie dessen Symptomatik sind vielfältig.
Der Anfall kann sowohl nur einzelne Muskelgruppen (fokale Anfälle)
betreffen als auch den gesamten Körper (generalisierte Anfälle). Er
kann atonisch sein (seltener), das heißt, es steht ein Tonusverlust der
Muskulatur im Vordergrund, oder er verläuft tonisch-klonisch, das
heißt mit entsprechenden Zuckungen der betroffenen Muskulatur.

Risiko

- Auslösen eines Krampfanfalls zum Beispiel durch Stress, Schmerz,
  Lärm, ungewöhnliche Geräusche, helles Licht

- Erhöhung der Krampfbereitschaft durch die Gabe von Lokalanästhetika

Symptome/Behandlung

siehe »Spezielle Notfallsituationen«: Krampfanfall (S. 157 f.)

Prophylaxe

Anamnestische Fragen

- Anfallsleiden bekannt? Art?
  - Häufigkeit der Anfälle? Zeitpunkt des letzten Anfalls?
  - Medikamentöse Therapie? Heute eingenommen?

Vorbeugende Maßnahmen

- bei instabiler Situation (häufige Anfälle) immer Rücksprache mit behandelndem Arzt
  - Medikamente sollen am Behandlungstag in üblicher Weise eingenommen werden.
  - gegebenenfalls Prämedikation (zum Beispiel Benzodiazepine) oder prophylaktischer venöser Zugang (nach Rücksprache mit behandelndem Arzt)

Glaukom

Sammelbegriff für unterschiedliche Augenerkrankungen mit zeitweise oder dauernd erhöhtem Augeninnendruck (> 26 mmHg), der zu einer Sehnervenatrophie, zu Gesichtsfeldausfällen, zur Minderung der Sehkraft und einem grünlichen Reflex der Linse (grüner Star) führen kann. Definition

Kommt es innerhalb von Stunden zu einer mit Erhöhung des Augeninnendrucks auf das Drei- bis Fünffache der Norm, so geschieht dies unter heftigsten Kopf- und Augenschmerzen sowie Sehstörungen, man spricht von einem Glaukomanfall.

Auslöser können bei entsprechender Disponierung das Trinken von Kaffee, Tee oder großen Flüssigkeitsmengen, Aufregungen oder anders ausgelöster Hyperämie der Kopfgefäße sein.

Risiko

Auslösen eines Glaukom-Anfalles

Symptome

- starke Schmerzen im Bereich des Auges

- entzündlich gerötetes Auge

- Übelkeit, Erbrechen, Kopfschmerzen

- »steinharter« Bulbus

Erstmaßnahmen

- Oberkörper hochlagern

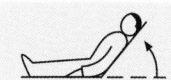

- falls Glaukom bekannt und entsprechende Augentropfen vorhanden: Pilocarpin-Tropfen in das betroffene Auge

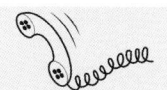

- Transport in geeignete (Augen)Klinik

Prophylaxe

Anamnestische Fragen

- Augendruckerhöhung bekannt? Grüner Star?
- Medikamentöse Therapie?

Vorbeugende Maßnahmen

- Vorsicht mit Adrenalin

Herzinsuffizienz

Akutes oder chronisches Unvermögen des Herzens, bei Belastung (Belastungsinsuffizienz) oder schon in Ruhe (Ruheinsuffizienz), um den für den Stoffwechsel erforderlichen Blutauswurf aufzubringen beziehungsweise den venösen Rückfluss aufzunehmen.

Definition

Einteilung gemäß der New York Heart Association (NYHA) in vier Klassen:

I: völlige Beschwerdefreiheit bei normaler körperlicher Belastung

II: leichte Einschränkung der körperlichen Belastbarkeit, in Ruhe und bei leichter körperlicher Tätigkeit besteht Beschwerdefreiheit

III: starke Einschränkung der Belastbarkeit, Wohlbefinden in Ruhe, aber Beschwerden schon bei leichter körperlicher Tätigkeit

IV: bei jeder körperlichen Tätigkeit Zunahme der – meist auch in Ruhe bestehenden – Herzinsuffizienzzeichen

Risiko

Akute Dekompensation ausgelöst durch vermehrte Adrenalinausschüttung (Stress, Schmerz), Herzrhythmusstörungen

Symptome/Behandlung

siehe »Spezielle Notfallsituationen«: Lungenödem/akute Herzinsuffizienz (S. 162)

Prophylaxe

Anamnestische Fragen

- Ausmaß der Herzinsuffizienz? Ruhe- oder Belastungsdyspnoe? Zyanose?
  - Medikamentöse Therapie? Bedarfsmedikation?
- Begleiterkankungen?

Vorbeugende Maßnahmen

- bei instabilen Situationen (Atemnot bereits in Ruhe oder geringster Belastung, Lippenzyanose) Rücksprache mit behandelndem Arzt
- Behandlungsstress vermeiden (keine lange Wartezeiten, möglichst schmerzfreie Behandlung, Behandlung bei großer Hitze/hoher Luftfeuchtigkeit vermeiden)
- Behandlung mit erhöhtem Oberkörper
- gegebenenfalls Sauerstoffgabe während der Behandlung, gegebenenfalls Pulsoxymetrie
- Vorsicht mit Adrenalin

Herzklappenfehler/Herzklappenersatz

Angeborene oder erworbene (meist als Folge einer Endokarditis) Beeinträchtigung der Funktion einer oder mehrerer Herzklappen. Unterschieden werden die Verengung (Herzklappenstenose), die Schlussunfähigkeit (Herzklappeninsuffizienz) oder die Kombination von beiden (kombiniertes Vitium). Am häufigsten unter den Stenosen ist die Mitralklappen-, etwas seltener die Aortenklappenstenose. Bei den Insuffizienzen ist die Mitralklappeninsuffizienz (in einem Drittel der Fälle kombiniert mit Mitralstenose) am häufigsten, etwas seltener die Aortenklappeninsuffizenz.

Definition

Risiko

- eventuell eingeschränkte Herzbelastbarkeit, Herzinsuffizienz, Herzrhythmusstörungen
- hohes Endokarditisrisiko

Symptome/Behandlung

siehe »Spezielle Notfallsituationen«: akute Herzinsuffizienz (S. 162), Herzrhythmusstörungen (S. 150 ff.)

Prophylaxe

Anamnestische Fragen

- Herzklappenfehler bekannt? Herz-OP? Endokarditis?
  - Medikamentöse Therapie?

Vorbeugende Maßnahmen

- Endokarditisprophylaxe (siehe S. 46 f.) bei allen chirurgischen Eingriffen
- lokale Antiseptik (PVP-Jod) bei allen chirurgischen Eingriffen
- keine intraligamentäre Anästhesie

Endokarditisprophylaxe

Definition

Bei der Herzklappenentzündung, der Endokarditis, handelt es sich nach wie vor um eine sehr schwere Erkrankung, die unbehandelt mit einer Letalität von nahezu 100 Prozent verbunden ist. Behandelt weist die »klassische« Endokarditis lenta, die durch Streptokokkus viridans verursacht wird, eine Letalität von fünf bis zehn Prozent und die Endokarditis, hervorgerufen durch aggressive Problemkeime, wie Staphylokokken, auch heutzutage noch eine Sterblichkeit bis zu 76 Prozent auf. Auch nach überstandener Endokarditis müssen sich innerhalb der nächsten fünf bis acht Jahre zirka 30 bis 40 Prozent der Patienten einer Klappenoperation unterziehen. Das jährliche Risiko, eine erneute Endokarditis zu erleiden, liegt bei dieser Patientengruppe mit ein bis zwei Prozent pro Jahr hoch. Aus diesen Gründen besteht weltweite Einigkeit über die Notwendigkeit einer Endokarditisprophylaxe.

Ausweis für Endokarditisprophylaxe

Name: _____

Geburtsdatum: _____

Adresse: _____

_____

_____

Der Patient hat einen angeborenen Herzfehler und benötigt deswegen zum Schutz vor einer bakteriellen Endokarditis eine Antibiotikaprophylaxe bei diagnostischen und therapeutischen Eingriffen, die zu einer kurzfristigen Bakteriämie führen können.

Der Patient hat
☐ eine Penicillinunverträglichkeit
☐ ein besonders hohes Endokarditisrisiko und braucht eine intravenöse Prophylaxe (siehe Sonderregelungen).

Abb. 6
Patientenausweis Endokarditisprophylaxe

Bakteriämie

Voraussetzung einer Endokarditisentstehung ist die Keiminvasion in die Blutbahn. Bakteriämien entstehen kurzfristig bereits nach täglichen Verrichtungen, wie Kauen in 10 bis 50 Prozent oder beim Zähneputzen in etwa 40 Prozent.

Entstehen

Deutlich höher und auch länger anhaltend sind die Bakteriämien bei zahnärztlichen Eingriffen (zum Beispiel Zahnextraktion 60 bis 100 Prozent, Zahnsteinentfernung 80 Prozent, parodontale Chirurgie 90 Prozent), selbst diese Bakteriämien dauern in aller Regel aber nicht länger als 15 Minuten über das Ende des bakteriämieauslösenden Ereignisses an.

Zahnärztliche Eingriffe

Medikamentöse Prophylaxe

Aufgrund der insgesamt nur kurzen Bakteriämie ist die einmalige Gabe eines Antibiotikums per os ausreichend. Die vorgeschlagenen Prophylaxeregime sind tierexperimentell hinreichend erprobt, Prophylaxeversager sind bei sachgerechter Anwendung in Deutschland bisher nicht berichtet worden. Als Medikament der Wahl haben sich Penicilline und insbesondere Amoxicillin erwiesen. Bei Vorliegen einer Penicillinallergie bietet Clindamycin in der zahnärztlichen Praxis eine gleichwertige Alternative.

Abschätzung des Endokarditisrisikos

Bei folgenden Erkrankungen/Anomalien besteht ein stark erhöhtes Endokarditisrisiko (Prophylaxe für ein erhöhtes Risiko):	Bei folgenden Erkrankungen/Anomalien besteht ein erhöhtes Endokarditisrisiko (Standardprophylaxe):	Bei den folgenden Erkrankungen ist das Endokarditisrisiko nicht sicher erhöht. Eine Endokarditisprophylaxe ist daher nicht notwendig bei:
▪ Prothetischer Herzklappenersatz, einschließlich Bioprothesen und Homografts ▪ Zustand nach bakterieller Endokarditis ▪ Zyanotische angeborene Herzfehler, Gefäßendoprothesen (Aorta, Pulmonalarterien)	▪ Alle angeborenen Herzklappenfehler und die meisten der sonstigen kardialen Missbildungen ▪ Alle erworbenen rheumatischen und nichtrheumatischen Herzklappenfehler, zum Beispiel Mitralstenose, Mitralinsuffizienz, Aortenstenose, Aorteninsuffizienz ▪ Mitralklappenprolaps oder myxomatös veränderte Mitralklappe mit Mitralinsuffizienz ▪ Hypertrophe obstruktive Kardiomyopathie ▪ Zustand nach Herztransplantation (individuelle Entscheidung)	▪ Isoliertem Vorhofseptumdefekt vom Sekundumtyp ▪ Zustand nach aortokoronarer Bypassoperation ▪ Mitralklappenprolaps oder myxomatös veränderter Mitralklappe ohne Mitralinsuffizienz ▪ Zustand nach rheumatischem Fieber ohne Klappenfunktionsstörung ▪ Herzschrittmacher, implantierten Defibrillatoren (ICD)

Tab. 1
Endokarditisrisiko

Prophylaxebedürftigkeit

Empfehlungen der AHA

Nach den Empfehlungen der AHA (American Heart Association), die von den meisten internationalen kardiologischen Gesellschaften übernommen wurden, soll bei Risikopatienten »bei allen dentalen Eingriffen, die zu einer signifikanten Blutung führen und bei unten aufgeführten Eingriffen«, eine perioperative Antibiotikaprophylaxe durchgeführt werden.

Prophylaxebedürftige Eingriffe: !

- alle Eingriffe mit signifikantem Blutungsrisiko

- Zahnextraktion, operative Weisheitszahnentfernung

- Wurzelspitzenresektion

- Implantatplatzierung und Entfernung

- alle parodontalen Behandlungsmaßnahmen einschließlich Taschensondierung

- Einlegen von Antibiotikaträgern etc.

- professionelle Zahn- und Implantatreinigung

- Wurzelkanalaufbereitung über den Apex hinaus

- Anlage von kieferorthopädischen Bändern

- intraligamentäre Anästhesie

- Schleimhautbiopsie

Nicht prophylaxebedürftige Eingriffe: !

- Zahnrestaurationen mit/ohne Retraktionsfaden (Ausnahme: starke Blutung), Abdrucknehmen

- Lokalanästhesie, Ausnahme: intraligamentäre Anästhesie

- Wurzelkanalaufbau

- Anlegen eines Kofferdams

- Nahtentfernung

- Einpassung herausnehmbarer Prothesen

- Entfernung gelockerter Milchzähne

Antibiotikum nur kurzfristig verordnen

Um die Generation primär resistenter Bakterien klein zu halten, darf das Antibiotikum nur kurzfristig verordnet werden. Es muss je nach Applikationsart 30 bis 60 Minuten vor dem Eingriff als Einmaldosis appliziert werden.

Penicilline bevorzugt

Penicilline sind aufgrund der großen therapeutischen Breite Mittel der ersten Wahl. Bei oraler Applikation wird das Aminopenicillin Amoxicillin empfohlen. Bei parenteraler Applikation sollte Ampicillin zur Anwendung kommen.

Penicillinallergie

Bei Penicillinallergie sollte unter Beachtung der Kontraindikationen das Lincosamidderivat Clindamycin oder ein Makrolidantibiotikum, Clarithromycin oder Azithromycin, eingesetzt werden.

Nach den zur Endokarditisprophylaxe empfohlenen Dosen liegen die Serumkonzentrationen über mehr als sechs Stunden in einem Bereich, in dem für Streptokokken der Viridansgruppe mit einer bakteriziden Wirkung gerechnet werden kann.

Medikamentendosierung zur Endokarditisprophylaxe			
	Ohne Penicillin-allergie	*Bei Penicillin-allergie*	*Bei Patienten, die keine oralen Medikamente erhalten können*
Erwachsene	2 g Amoxicillin p. o. 60 min vor dem Eingriff	600 mg Clindamycin p. o. 60 min vor dem Eingriff	2 g Ampicillin i. v. 30 min vor dem Eingriff
Kinder	50 mg/kg[1] Amoxillin p. o. 60 min vor dem Eingriff	15 mg/kg[1] Clindamycin p. o. 60 min vor dem Eingriff	
[1] Höchste Einzeldosis wie bei Erwachsenen			

Tab. 2
Dosierung der Medikamente zur Endokarditisprophylaxe

Das praktische Vorgehen bei der Durchführung der Endokarditisprophylaxe sollte wie folgt aussehen:

- Herzpass vorlegen lassen.

- Nutzen und Risiko der Prophylaxe besprechen.

- Die Prophylaxe nach dem AHA-Schema durchführen.

- Bei der Arzneistoffauswahl bis zu drei Monate zurückliegende Antibiotikaeinnahmen und Kontraindikationen berücksichtigen.

- Das Antibiotikum oral applizieren, es sei denn, es liegt eine Kontraindikation vor.
  Keine i. m. Applikation bei antikoagulierten Patienten.

- Keine subgingivale Spülungen vor OP-Beginn durchführen. Sie sind antimikrobiell nicht wirksam und lösen eine Bakteriämie aus. Auch Mundspülungen mit Antiseptika reduzieren nicht die Größe einer Bakteriämie.

- Behandlung zügig durchführen.

- Gewebetraumatisierung so klein wie möglich halten.

- Den Patienten auffordern, auf Sepsis- beziehungsweise Endokarditissymptome vermehrt zu achten.

- Jede Behandlungssitzung erfordert eine Prohylaxe! Bei schnell aufeinanderfolgenden Behandlungszyklen sollten dabei unterschiedliche Antibiotika verwendet werden!

- Steht der Patient bereits unter einer Antibiose, so muss zusätzlich ein zur oralen Prohylaxe geeignetes Antibitiotikum aus einer anderen Klasse gegeben werden.

- Ergibt sich beispielsweise durch eine unvorhergesehene Blutung erst während der Behandlung eine Indikation zur Prophylaxe, so sollte diese umgehend noch durchgeführt werden (ausreichender Schutz wohl auch dann noch gegeben, wenn Antibiose innerhalb von zwei Stunden nach Bakteriämie erfolgt.

Herzrhythmusstörungen

Definition

Störungen der Herzschlagfolge als Ausdruck einer Irritation oder manifesten Schädigung im Bereich des Reizleitungssystems des Herzens zum Beispiel infolge von koronarer Herzkrankheit, Kardiomyopathie, Myokarditis, als Nebenwirkungen von Medikamenten, bei Störungen des Elektrolythaushaltes oder des Stoffwechsels, aber auch als funktionelle Störungen ohne nachweisbare somatische Schäden.

Verschiedene
Typen

Unterschieden werden bradykarde und tachykarde Herzrhythmusstörungen (zu niedrige beziehungsweise hohe Herzfrequenz) sowie Arrhythmien (unregelmäßiger Rhythmus) und – als Kombination dieser Formen – Brady- und Tachyarrhythmie. Zu den Herzrhythmusstörungen werden außerdem auch die Extrasystolen gerechnet. Eine genauere Differenzierung der Herzrhythmusstörungen kann nur mithilfe des EKGs erfolgen.

Risiko

Bradykarde
Störungen:
Adam-Stokes-
Anfall

Bei bradykarden Störungen: Adam-Stokes-Anfall (lebensbedrohliche Anfälle von Bewusstlosigkeit [Synkope] eventuell mit Krämpfen) durch Hirnanämie infolge von Herzrhythmusstörungen (auslösbar durch Lokalanästhetika!).

Tachykarde
Störungen

Bei tachykarden Störungen werden diese durch vermehrte Adrenalinausschüttung oder -zufuhr verstärkt. Auslösen einer akuten Herzinsuffizienz, im Extremfall von Kammerflimmern.

Symptome/Behandlung

Siehe »Spezielle Notfallsituationen«: Herzrhythmusstörungen (S. 150 ff.)

Prophylaxe

Anamnestische Fragen

- Art der Rhythmusstörung (Extrasystolie, Tachykardie, Bradykardie)?

- Ursache (KHK, Herzinsuffizienz)?

- Medikamentöse Therapie? Herzschrittmacher?

Vorbeugende Maßnahmen

- Vorsicht mit Adrenalin (insbesondere bei Tachykardien, Extrasystolen)

- Vorsicht mit Lokalanästhetika (inbesondere bei Bradykardien)

- gegebenenfalls Monitoring (Pulsoxymetrie)

Herzschrittmacher

Erläuterung

Ein Herzschrittmacher ist ein elektronisches Gerät, das meist entweder rechts oder links in der Nähe des Schlüsselbeines oder im Bauchbereich unter die Haut implantiert wird und über eine in das Herz vorgeschobene und im Herzmuskel befestigte Elektrode dessen Muskelkontraktion durch starke elektrische Impulse auslösen kann.

Es gibt vom Funktionsprinzip her zwei unterschiedliche Herzschrittmachertypen:

Festfrequente (asynchrone) Herzschrittmacher

- Festfrequente (asynchrone) Herzschrittmacher, diese geben mit einer fest eingestellten Pulsfolge Stimulationsimpulse ab. Sie werden nur noch selten implantiert.

Synchrone Herzschrittmacher

- Synchrone Herzschrittmacher, diese überwachen über einen Signaleingang die Herzaktion und führen darauf abgestimmt die Stimulation durch. Sie passen sich damit weitaus besser den physiologischen Erfordernissen an.

Innerhalb dieser Hauptgruppen gibt es noch verschiedene Untergruppen und Bauformen, insgesamt sind heute über 250 unterschiedliche Schrittmachentypen am Markt.

Implantierte Defibrillatoren

Selbsttätige Behandlung des Herzens

Eine Sonderform der Herzschrittmacher stellt der Automatic Implantable Cardioverter Defibrillator (kurz AICD) dar. Er behandelt selbsttätig das Herz bei Kammerflattern/flimmern oder den Herzstillstand mit Elektroschocks.

Risiko

Die Beeinflussbarkeit eines Herzschrittmacher-Patienten in einer zahnärztlichen Praxis durch elektromedizinische Geräte ist grundsätzlich möglich, in der Regel aber selten.

Störung der Schrittmacherfunktion durch elektrische Geräte (diskutiert werden Mobilfunktelefone – wenn direkt über dem Schrittmacher liegend –, Kurz- und Mikrowellentherapiegeräte, Elektrokauter, Diathermiegeräte) werden beschrieben.

Elektrische Geräte

Der gängige Antrieb für Bohrer und dergleichen nimmt auf den Schrittmacher keinen Einfluss. Die zahnärztliche Vitalitätsprüfung spielt, soweit sie auf einer elektrischen Prüfmöglichkeit besteht, ebenfalls keine Rolle.

Zahnärztliche
Vitalitätsprüfung

Symptome-Behandlung

siehe » Spezielle Notfallsituationen«: Herzrhythmusstörungen (S. 150 f.)

Prophylaxe

Anamnestische Fragen

- Herzschrittmacherträger? Ausweis?

Vorbeugende Maßnahmen

- kein wiederholtes Ein- und Ausschalten elektrischer Geräte in Schrittmachernähe

- gegebenenfalls Monitoring (Pulsoxymetrie)

- elektrochirurgische Maßnahmen grundsätzlich unter Monitorkontrolle

- Bei begründeten Hinweisen auf eine Störung oder Beeinflussbarkeit des Herzschrittmachers Behandlung abbrechen.

Hypertonie

Definition

Nach Definition der WHO chronische Erhöhung des arteriellen Blut-drucks mit systolischem Wert > 139 mmHg und diastolischen Werten > 89 mmHg. Die Hypertonie gilt als einer der Hauptrisikofaktoren für die arteriosklerotischen Gefäßerkrankungen mit ihren zahlreichen Fol-gen.

Hypertensive Krise

Hypertensive Krise

Kommt es zu einer abrupten, anfallsartigen Erhöhung des systolischen Blutdrucks auf Werte > 200 bis 300 mmHg, so spricht man von einer Blutdruckkrise, die in aller Regel mit einer Reihe von Symptomen ein-hergehen kann.

Risiko

Auslösen einer hypertonen Krise

Symptome/Behandlung

siehe »Spezielle Notfallsituationen«: Bluthochdruck/hypertensive Krise (S. 140 f.)

Prophylaxe

Anamnestische Fragen

- Arterielle Hypertonie bekannt?

- Medikamentöse Therapie? Bedarfsmedikation?

- Hypertonieassoziierte Begleiterkrankungen?

Vorbeugende Maßnahmen

- Aktuellen Ruhe-Blutdruck messen

- Vermeidung von Behandlungsstress (Wartezeiten? Schmerzarme Behandlung?)

- Vorsicht mit Adrenalin (maximaler Zusatz 1: 200 000)

- Blutdruckkontrollen während der (längeren) Behandlung

Hypotonie

Erscheinungsbild

Absinken des arteriellen Blutdrucks beim Erwachsenen auf Werte unter 105/60 mmHg. Kann – insbesondere beim plötzlichen Auftreten – zu Müdigkeit, Schwäche, Schwindel, Ohnmachtsneigung, Bewusstlosigkeit, Blässe und Kühle der Haut, wenig gefülltem Puls bei erhöhter Frequenz führen.

Risiko

Orthostatische Dysregulation, vasovagale Synkope während der Behandlung

Symptome/Behandlung

siehe »Spezielle Notfallsituationen«: Synkope (S. 165)

Prophylaxe

Anamnestische Fragen

- Hypotonie bekannt? Synkopen bereits aufgetreten?
  - Medikamentöse Therapie?

Vorbeugende Maßnahmen

- Aktuellen Ruhe-Blutdruck messen.

- Behandlung nur am liegenden Patienten

- Patienten nach der Behandlung nicht sofort aufstehen lassen.

- Vorsicht mit Adrenalin (Kann zu überschießender Gegenreaktion – weiterer Blutdrucksenkung – führen.)

- gegebenenfalls kurzfristige Anhebung des Blutdrucks mit Sympathomimetika (zum Beispiel Etilefrin = Effortil Tropfen)

Koronare Herzkrankheit (KHK), Angina pectoris

Beschreibung

Erkrankung der Herzkranzgefäße, die zur Minderversorgung des Herzmuskels mit Sauerstoff führt. Häufigste Ursache ist die Arteriosklerose. Das Hauptsymptom der koronaren Herzkrankheit ist die Angina pectoris, die gravierendste Folge der Herzinfarkt. Als Angina pectoris wird die infolge mangelnder Sauerstoffversorgung des Herzmuskels auftretende Symptomatik der Brust- oder Herzenge bezeichnet. Sie kann einem Herzinfarkt vorausgehen oder bereits dessen konkrete Anzeichen sein (akutes Koronarsyndrom).

Risiko

Auslösen eines Angina-Pectoris-Anfalls, Auslösen eines Herzinfarkts

Symptome/Behandlung

siehe »Spezielle Notfallsituationen«: Angina pectoris (S. 135), akutes Koronarsyndrom (S. 129 f.), Herzinfarkt (S. 147 f.)

Prophylaxe

Anamnestische Fragen

- KHK bekannt? Herzinfarkt in der Vorgschichte? Angina pectoris? Wann zuletzt?
- Aktuelles Befinden
- Medikamentöse Therapie?

Vorbeugende Maßnahmen

- Behandlungsstress vermeiden.
- gegebenenfalls Sauerstoffgabe
- gegebenenfalls prophylaktische Gabe von Nitro-Spray
- Vorsicht mit Adrenalin

Lungenerkrankung, chronisch obstruktive (COPD)

Chronische
Bronchitis

Lungenemphysem

Chronische Atemwegsobstruktion mit reduziertem maximalen expiratorischen Atemfluss meist infolge einer chronischen Bronchitis oder eines Lungenemphysems. Insgesamt meist deutlich eingeschränkte Lungenkapazität mit reduzierter allgemeiner Leistungsfähigkeit.

Risiko

- Hustenanfall, Atemnot

- Auslösen von asthmaähnlichen Symptomen

Symptome/Behandlung

siehe »Spezielle Notfallsituationen«: Asthma bronchiale (S. 138 f.)

Prophylaxe

Anamnestische Fragen

- Ausmaß der Lungenerkrankung

- Atemnot: wann, wobei, in welchem Umfang?

- Aktuelles Befinden? Atemnot in Ruhe?

- Begleiterkrankungen (Herzinsuffizienz)?

- Aktuelle Medikation? Bedarfsmedikation?

Vorbeugende Maßnahmen

- bei instabilen Situationen (Atemnot bereits in Ruhe oder geringster Belastung, Lippenzyanose) Rücksprache mit behandelndem Internisten/Pulmonologen

- Behandlungen bei großer Hitze/hoher Luftfeuchtigkeit vermeiden.

- gegebenenfalls vorbeugende Medikation durch vom Patienten mitgebrachte Sprays/Inhalatoren

- Behandlung in halbsitzender 45-Grad-Position

- gegebenenfalls Sauerstoffgabe während der Behandlung, gegebenenfalls Pulsoxymetrie

- Vorsicht mit Adrenalin

- keine doppelseitige Leitungsanästhesie des Nervus alveolaris inferior oder des Nervus palatinus major (Löst subjektive Atemnot aus!)

- keine Anwendung von Kofferdam (Behinderung der Atmung!)

Niereninsuffizienz, chronische/ Dialyse

Jede chronische Nierenkrankheit kann bei zunehmender Einschränkung der Nierenfunktion zur chronischen Niereninsuffizienz mit Reten-
tion harnpflichtiger Substanzen, Störungen des Elektrolyt- und Was-
serhaushalts sowie des Säure-Basen-Haushaltes führen. Häufigste
Ursachen   Ursachen sind die diabetische Nephropathie, Glomerulonephritis,
interstitielle Nephritis, Zystennieren, chronische Harnwegsobstruktion
und Systemkrankheiten wie Hypertonie und Atherosklerose.

Folgeerkrankungen   Mit zunehmender Verschlechterung der Nierenfunktion entwickelt sich
unabhängig von der Grunderkrankung ein Bild der allgemeinen Intoxi-
kation mit kardiovaskulären, gastrointestinalen und neurologischen
Symptomen bis hin zur Urämie. Reicht die konservative Therapie
(eiweißarme Diät, symptomatische medikamentöse Maßnahmen) nicht
mehr aus, so ist im Terminalstadium die Dialyse beziehungsweise Nie-
rentransplantation indiziert.

Risiko

- Nachblutungen durch renale Anämien, Störungen der Blutgerinnung
  durch Heparin-Medikation (am Dialysetag)

- Kumulation renal eliminierter Medikamente

- erhöhte Frakturgefahr bei Zahnentfernung durch renale Osteopathie

- gestörte Wundheilung, lokale Infektionsgefahr

- Risiken durch Begleiterkrankungen

Prophylaxe

Anamnestische Fragen

- Ausmaß und Ursache der Niereninsuffizienz?

- Dialysepflichtig? Seit wann? Dialysetage, letzte Dialyse?

- Derzeitige medikamentöse Therapie (Medikamente, Dosierungen)?

- Renale Osteopathie? Anämie?

- Begleiterkrankungen?

Vorbeugende Maßnahmen

- chirurgische Eingriffe nur an dialysefreien Tagen (geringeres Blutungsriskio)

- gegebenenfalls Antibiotikaprophylaxe bei operativen Eingriffen

- Rücksprache mit behandelndem Arzt

Patienten mit Immunschwäche/ mit Immunsuppression

Erworbenes Immunmangel-Syndrom (AIDS)

AIDS

Durch Virusinfektion mit HIV (Typ 1 oder 2) erworben. Störung des zellulären Immunsystems und ausgeprägter Verminderung (bis Fehlen) der T-Helfer-Zellen. Krankheitsbild, das durch Auftreten von persistierenden oder rezidivierenden Krankheiten, welche auf Defekte im zellulären Immunsystem hinweisen, charakterisiert ist.

Medikamentöse Immunsuppression (zum Beispiel Patienten nach Organtransplantation)

Künstliche Unterdrückung der Immunreaktion

Künstliche Unterdrückung der Immunreaktion zum Beispiel nach Transplantation oder Autoimmunkrankheit, bei Tumorerkrankungen durch Immunsuppressiva (Glukokortikoide, Zyklosporine, »Chemotherapie« und andere oder durch Strahlentherapie) dadurch verminderte oder fehlende Infektionsabwehr.

Risiko

- Gefahr lokaler Wundinfektionen
- erhöhte Blutungsneigung (bei Thrombozytopenie)
- Infektiosität für Behandler?

Prophylaxe

Anamnestische Fragen

- Liegt eine Immunschwäche vor? Welche? Stadium?
- Medikamentöse Therapie?
- Liegen HIV-assoziierte Erkrankungen vor? (zum Beispiel orale Candidiasis)

Vorbeugende Maßnahmen

- bei operativen Eingriffen Antibiotikaprophylaxe
- vor operativen Eingriffen Bestimmung der aktuellen Thrombozyten-zahl, wenn < 100 000 nur in Klinik
- Eigenschutz beachtet?

Patienten mit Leber-erkrankungen/Leberschäden

Ursachen/Folgen   Leberinsuffizienz/Leberzirrhose infolge von Alkoholismus oder chronischer Hepatitis. In schweren Fällen treten Störungen der Blutgerinnung auf. Grundsätzlich ist an Eigenschutz zu denken.

Risiko

- Bei ausgeprägten Leberfunktionsstörungen sind Gerinnungsstörungen möglich.

- Infektiosität für Behandler?

Prophylaxe

Anamnestische Fragen

- Lebererkrankungen bekannt? Form/Art und Stadium einer Hepatitis?

- Ausmaß der Leberfunktionsstörung?

- Medikamentöse Therapie?

Vorbeugende Maßnahmen:

- Durchführung von operativen oder größeren zahnärztlichen Maßnahmen mit Blutungsrisiko nur nach Rücksprache mit behandelndem Arzt

- Gegebenenfalls Bestimmung des Quick-Wertes/INR-Wertes veranlassen.

Patienten mit Antikoagulanzien-therapie/Gerinnungsstörungen

INR und Quick

Traditionell wird der Quick-Wert (Thromboplastinzeitwert in Prozent, bezogen auf ein Normalplasma) als Kontrollgröße bei der oralen Anti-koagulanzientherapie (Cumarine, Vitamin-K-Antagonisten) eingesetzt. Der Quick-Wert ist von den verwendeten Reagenzien (Thromboplastin) und Geräten abhängig. Daher findet seit einigen Jahren die besser standardisierte Größe INR (International **N**ormalized **R**atio) verbreitet Anwendung.

Standardisierte Größe INR

Die Zielwerte bei Einnahme von gerinnungshemmenden Medikamenten sind 20 bis 35 Prozent für den Quick-Wert und 2,0 bis 4,5 für die INR. Bei zu hohen INR-Werten beziehungsweise zu niedrigen Quick-Werten besteht eine stark vermehrte Blutungsbereitschaft, während bei zu niedrigen INR- beziehungsweise zu hohen Quick-Werten eher wieder Blutgerinnsel entstehen können.

Zielwerte

Eine INR von 1,0 entspricht immer einer normalen Blutgerinnung und, in Prozent ausgedrückt, einem Quickwert von 100 Prozent. Bei einer INR von 2,0 ist die Gerinnungszeit des Standardreagens der WHO ver-doppelt, bei einer INR von 3,0 verdreifacht (Tab. 3).

Erkrankung	INR (Zielbereich)
Tiefe Beinvenenthrombose Zn. n. Lungenarterienembolie Vorhofflimmern	2,0–3,0
Mechanische Herzklappe	3,0–4,5

Zielbereiche für den INR bei verschiedenen Indikationen

Tab. 3
Zielbereiche für den INR bei den verschiedenen Indikationen

Acetylsalicylsäure (ASS) und der Wirkstoff Clopidogrel (Handelsnamen: Iscover®, Plavix®) hemmen die Blutgerinnung, indem sie als Thrombozytenaggregationshemmer die Aneinanderlagerung von Blutplättchen (Thrombozyten) verhindern beziehungsweise verzögern. Sie verändern nicht die eigentliche Blutgerinnung, das heißt Quick-Wert und INR bleiben unverändert.

Risiko

- übermäßige Blutung bei operativen Eingriffen
- Nachblutungen
- Hämatombildungen

Symptome/Behandlung

siehe » Spezielle Notfallsituationen«: Blutungen (S. 142 ff.)

Prophylaxe

Anamnestische Fragen

- Antikoagulanzientherapie? Warum?
  - Medikamentöse Art der Antikoagulanzientherapie?
    - Marcumar®?
    - ASS? Clopridogel (Iscover®, Plavix®)?
  - Wurde die medikamentöse Therapie für die aktuelle Behandlung abgesetzt? Wann? Wie lautet der aktuelle Quick-Wert oder der aktuelle INR? Marcumarausweis?

Vorbeugende Maßnahmen

- Durchführung von operativen oder größeren zahnärztlichen Maßnahmen mit Blutungsrisiko nur nach Rücksprache mit behandelndem Arzt

Eingriff gut planen und vorbereiten

- Gute Planung derartiger Eingriffe in Abstimmung mit behandelndem Arzt und dem Patienten, so dass eine Anhebung des Quick-Wertes auf > 30 bis 40 Prozent beziehungsweise des INR < 1,5 bis 2,5 gegebenenfalls unter Heparin-Schutz vorgenommen werden kann.

Absetzen des Marcumars zirka fünf bis sieben Tage vor dem Eingriff einplanen. Als Thromboseprophylaxe für diesen Zeitraum ist – sofern keine Kontraindikationen bestehen – niedermolekulares Heparin einzusetzen. Am Tag des Eingriffs sollte weder Marcumar noch Heparin eingesetzt werden.

Schwangerschaft

Risiko

Abortgefahr, insbesondere im ersten Trimenon, Auslösung zum Beispiel durch Adrenalin. Keimschädigung durch Röntgenstrahlung und
zahlreiche Medikamente möglich. Gefahr der Kompression der Vena
cava beim Liegen in Rückenlage (erst ab zirka fünftem Monat).

Prophylaxe

Anamnestische Fragen

- Liegt eine Schwangerschaft vor? Welches Stadium?
- Gab es bisher relevante Komplikationen? Risikoschwangerschaft?

Vorbeugende Maßnahmen

- Während der Schwangerschaft grundsätzlich nur nicht aufschieb-
  bare Behandlungen vornehmen.
- Behandlung besser nachmittags (morgendliche Übelkeit)
- Vermeidung von Behandlungsstress (Wartezeiten/Schmerzen)
- Vorsicht mit Adrenalin (keine adrenalinhaltigen Retraktionsfäden,
  Adrenalin-Zusatz zu Lokalanästhetika maximal 1: 200 000)
- Röntgenaufnahmen nur unter strenger Indikationsstellung
- Medikamente nur unter strenger Indikationsstellung

Arzneimittel der Wahl in der Schwangerschaft	
Indikation	**Wirkstoffe**
Allergie	▪ Cromoglicinsäure ▪ ältere Antihistaminika: Dimetinden, Clemastin ▪ nach erstem Trimenon auch neuere, nicht sedierende Antiallergika wie Loratadin, Cetirizin, Terfenadin, Fexofenadin ▪ Glukokortikoide (lokal, inhalativ, bei systemischer Gabe möglichst Prednisolon)
Asthma bronchiale	▪ möglichst inhalative Therapie ▪ erprobte Betamimetika (z. B. Fenoterol, Reproterol, Salbutamol) ▪ Cromoglicinsäure ▪ Glukokortikoide (z. B. Budesonid)
Bakterielle Infektion	▪ Penicilline, Cephalosporine, Erythromycin ▪ im zweiten Trimenon Cotrimoxazol zulässig
Schmerz	▪ Paracetamol (erste Wahl) ▪ ASS, Diclophenac, Ibuprofen (zweite Wahl; keine Dauermedikation im letzten Trimenon ▪ bei Bedarf kurzfristiger Einsatz von Opioidanalgetika (z. B. Tramadol, Pethidin)

Tab. 4
In der Schwangerschaft einsetzbare Arzneimittel

3
Basismaßnahmen

Realistisches Notfallmangement

Aus notfallmedizinischer Sicht wäre es optimal, wenn der Zahnarzt Kenntnisse und Fähigkeiten auch in den erweiterten notfallmedizinischen Methoden besitzt. Die Realität aber sagt, dass es fehl am Platz ist, vom Zahnarzt – ausgerechnet in einer Ausnahmesituation – Fähigkeiten zu verlangen, mit denen sich selbst ein Großteil der Humanmediziner schwertut.

Richten Sie sich daher nach dem Grundsatz: Es gilt, nur die Zeit zu überbrücken, bis die Profi-Rettung eintrifft! Niemand fordert vom Zahnarzt weitergehende notärztliche Maßnahmen. Venöse Zugänge und Intubation sind (unrealistischer) Luxus! Beherrscht werden müssen demnach in erster Linie Basismaßnahmen zur Aufrechterhaltung/Wiederherstellung der Vitalfunktionen.

Zahnarzt muss Basismaßnahmen beherrschen

1. *Muss-Basismaßnahmen:*
   - Überprüfung der Vitalfunktionen:
     – Bewusstsein
     – Atmung
     – Puls
     – Pupillen
   - Lagerung des Patienten:
     – Durchführung der stabilen Seitenlage
     – Lagerung bei Atemstörungen
     – Lagerung bei Herz-Kreislauf-Störungen
   - Freimachen und Freihalten der Atemwege:
     – Überstrecken des Kopfes
     – Esmarch-Handgriff
     – Heimlich-Handgriff
   - Beatmung mit und ohne Hilfsmittel:
     – Mund-zu-Nase-Beatmung
     – Mund-zu-Mund-Beatmung
     – Mund-zu-Hilfsmittel
     – Atembeutel zu Mund/Nase
   - Herzdruckmassage
   - Herz-Lungen-Wiederbelebung (HLW)

2. *Kann-Maßnahmen (erweiterte Maßnahmen):*

(Kenntnisse, die nicht zwingend vorgeschrieben sind, die in Notfallsituationen aber eine effektivere und weitergehende Behandlung ermöglichen.)

- Venenpunktion, Anlegen einer Infusion
- Pulsoxymetrie
- EKG-Monitoring
- Frühdefibrillation mit Halbautomaten (AED-Geräte)
- Verabreichung von Medikamenten

Überprüfen der lebenswichtigen Funktionen (BAP[P]-Schema)

Vitalparameter

Anhand der Vitalparameter

- Bewusstsein (B),
- Atmung (A),
- Puls (P),
- (Pupillen [P]),

lässt sich schnell und relativ sicher abschätzen, ob bei einem Patienten nur eine leichte Beeinträchtigung des Allgemeinbefindens, eine ernstere Bedrohung oder gar eine akute Lebensgefahr vorliegt.

Ohne Hilfsmittel überall überprüfbar

Die Vitalparameter sind ohne weitere Hilfsmittel überall und von jedermann überprüfbar und helfen dem Ersthelfer dabei, selbst Ruhe zu bewahren und ein Handlungsschema zu verfolgen.

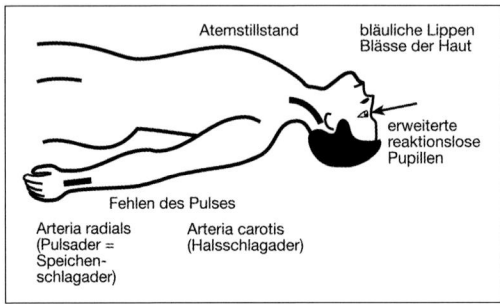

Abb. 7
Vitalfunktionen

Bewusstseinlage

Lautes Ansprechen

Sprechen Sie den Betroffenen zuerst laut an. Fragen Sie ihn, was passiert ist etc. Reagiert der Betroffene auf Ihre Ansprache nicht, so sollten Sie ihn zum Beispiel am Arm oder an der Schulter fassen, etwas rütteln und dabei nochmals laut ansprechen.

Erfolgt daraufhin immer noch keine Reaktion, so sollten Sie einen stärkeren Schmerzreiz zum Beispiel durch Zwicken an der Oberarminnenseite, im Bereich des Pektoralismuskels oder im Bereich der Nase auslösen. Eine weiter ausbleibende Reaktion spricht für eine Bewusstlosigkeit und muss sofort zur Überprüfung der weiteren Vitalfunktionen führen.

Schmerzreiz

Atmung

Jede Unterbrechung der Atmung führt auch zu einer Unterbrechung der Sauerstoffzufuhr, wobei das Gehirn auf einen Sauerstoffmangel besonders empfindlich reagiert.

Eine Störung der Sauerstoffzufuhr im Gehirn führt bereits nach fünf bis zehn Sekunden zu Bewusstlosigkeit, spätestens nach dreiminütiger Unterbrechung der Sauerstoffzufuhr beginnen die Gehirnzellen abzusterben.

Störung der Sauerstoffzufuhr

Vorgehen

Überprüfen Sie die Atmung, indem Sie Ihr Ohr über den Mund- und den Nasenbereich des Erkrankten bringen und gleichzeitig seinen Brustkorb beobachten. Stellen Sie nun fest, ob Sie

- Atemgeräusche hören,
- Ausatemluft an Ihrer Wange fühlen oder
- Brustkorbbewegungen sehen.

Ist dies nicht der Fall oder sind Sie sich nicht sicher, ob eine Atemtätigkeit vorhanden ist, so gehen Sie im Zweifelsfall immer von einem Atemstillstand aus und ergreifen sofort die Maßnahmen zur Behebung von Atemstörungen (siehe S. 89 ff.).

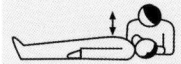

Herz-Kreislauf-System

Durch die Kontrolle des Pulses ist ein direkter Rückschluss auf die Herzfrequenz und den Herzrhythmus möglich. Indirekt kann sogar bei einer leichten Unterdrückbarkeit des Pulses auf die Höhe des Blutdruckes geschlossen werden. Die Pulskontrolle erfolgt im Normalfall durch Tasten am Handgelenk (Abb. 8). Ist dort kein Puls zu ertasten, muss umgehend eine Pulskontrolle an den Halsschlagadern durchgeführt werden.

Tasten am Handgelenk

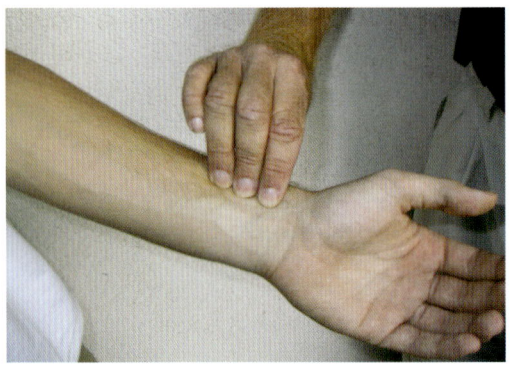

Abb. 8
Pulsfühlen am Handgelenk

Pulskontrolle an Halsschlagader

Nacheinander wird versucht, den Puls im Bereich der rechten und der linken Halsschlagader zu ertasten (Abb. 9). Sie finden die Halsschlagader am besten, indem Sie mit zwei Fingerkuppen seitlich vom Kehlkopf langsam nach außen tasten. Wenn Sie den Puls auf diese Weise auf einer Halsseite nicht finden können, suchen Sie auf der anderen Seite!

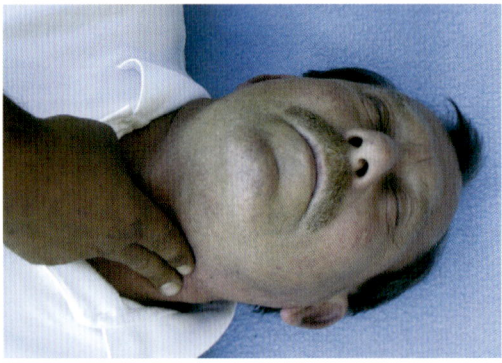

Abb. 9
Pulsfühlen an der Halsschlagader

Oft kann bei einer vorhandenen Zentralisation des Kreislaufes im Bereich der Extremitäten kein Puls mehr getastet werden, im Bereich der Halsschlagadern ist der Puls jedoch noch vorhanden.

Das Ertasten des Pulses ist selbst für den Geübten nicht immer einfach, Sie sollten deshalb zum Beispiel das Ertasten des Carotis-Pulses immer wieder beim Nicht-Notfallpatienten üben!

Ertasten des Carotis-Pulses immer wieder üben

Hautfarbe und Hauttemperatur

Eine rosige Farbe von Haut und Schleimhäuten ist normalerweise ein Kennzeichen dafür, dass eine ausreichende Sauerstoffversorgung des Körpers vorliegt.

Ausreichende Sauerstoffversorgung

Blässe, zunehmende Bläulichfärbung oder gräuliche Gesichtshaut sind Alarmzeichen, die Sie im Zweifelsfall veranlassen sollten, sofort den kompletten Vitalcheck durchzuführen und im Zweifelsfall mit Maßnahmen zur Wiederbelebung zu beginnen. Auch kalte oder kaltschweißige Haut spricht dafür, dass eine größere Störung oder Gefährdung vorliegt.

Alarmzeichen

Pupillengröße

Im Normalfall sind beide Pupillen gleich weit und reagieren auf Lichteinfall mit einer Verengung. Findet man bei einem Notfallpatienten weit geöffnete, reaktionslose Pupillen, so muss dies als Zeichen höchster Gefahr in der Regel als Zeichen eines Herz-Kreislauf-Stillstandes gewertet werden (Abb. 10).

Herz-Kreislauf-Stillstand

Bereits nach 30 Sekunden Kreislaufstillstand können die Pupillen maximal erweitert und die Lichtreaktion erloschen sein.

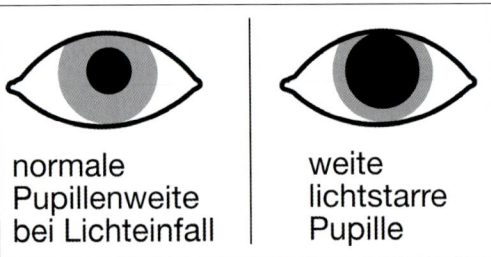

| normale Pupillenweite bei Lichteinfall | weite lichtstarre Pupille |

Abb. 10
Pupillenreaktion

Zusammenfassung

Überprüfen	Wie?	Ergebnis	Folgerung	Maßnahme
Bewusstsein	ansprechen, rütteln	nicht ansprechbar, bewegungslos	Bewusstlosigkeit	stabile Seitenlage, ständige Überwachung von Atmung und Puls
Atmung	Atemgeräusche hören, Ausatemluft fühlen, Brustkorbbewegungen sehen oder fühlen	keine sicht- und fühlbaren Atembewegungen, kein hörbares Atemgeräusch	Atemstillstand	Beatmung: Mund-zu-Nase oder Mund-zu-Mund
Puls	Puls am Handgelenk oder Hals tasten	beidseitig kein Puls tastbar	Herz-Kreislauf-Stillstand	Herz-Lungen-Wiederbelebung
Pupillen	Augenlider nach oben ziehen, gegebenenfalls in die Augen leuchten	weite Pupillen, keine Verengung auf Lichteinfall	Herz-Kreislauf-Stillstand	Herz-Lungen-Wiederbelebung

Tab. 5
BAPP-Schema

Rautek-Griff

An einer akut erkrankten Person, die sich in einer sitzenden Position zum Beispiel in einem Fahrzeug oder aber auf dem Zahnarztstuhl befindet, können in aller Regel keine ausreichenden Maßnahmen zur Sicherung der Vitalfunktionen beziehungsweise zur Wiederbelebung durchgeführt werden. Grundsätzlich sollte deshalb versucht werden, den bedrohlich Erkrankten aus der sitzenden Position in eine liegende zu bringen, am besten ist es, ihn auf dem Boden abzulegen.

Notfallmaßnahmen sind nur an liegenden Personen durchführbar

Ein Griff, mit dem sich ein Mensch relativ sicher aus einer sitzenden Position in eine liegende ablegen lässt, ist der Rautek-Rettungsgriff, der wie folgt durchgeführt wird:

Versuchen Sie, hinter den Rücken des Patienten zu kommen. Ziehen Sie den Erkrankten dazu gegebenenfalls mit einer kräftigen Bewegung an den Hüften nach außen zu sich herum (Abb. 11).

Vorgehen

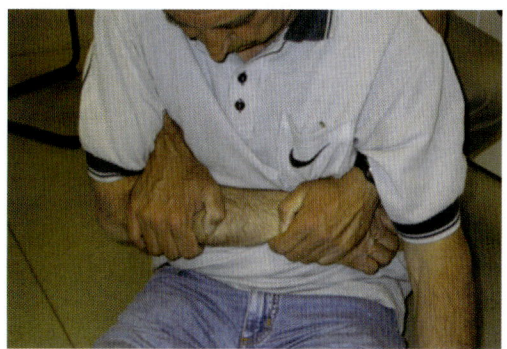

Abb. 11
Rautek-Griff

Greifen Sie vom Rücken des Erkrankten aus mit beiden Armen unter seinen Achselhöhlen hindurch (Abb. 12).

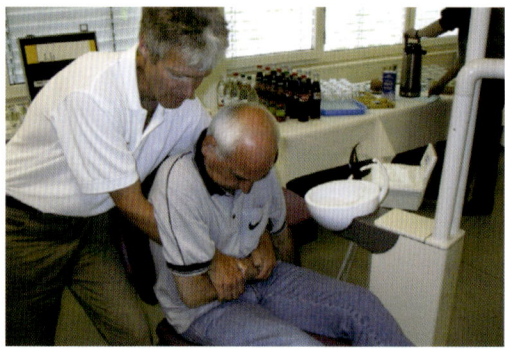

Abb. 12

Beugen Sie einen Arm des Erkrankten rechtwinklig im Ellbogen, umfassen Sie dann den Unterarm von oben her mit beiden Händen und drücken Sie ihn in Höhe des Oberbauchs gegen den Körper des Erkrankten.

Ziehen Sie den Verletzten auf Ihre eigenen Oberschenkel. Dadurch wird das Gewicht günstig verlagert und Sie können den Erkrankten vom Stuhl/aus einem Fahrzeug sowie anschließend nach rückwärts wegziehen (Abb. 13).

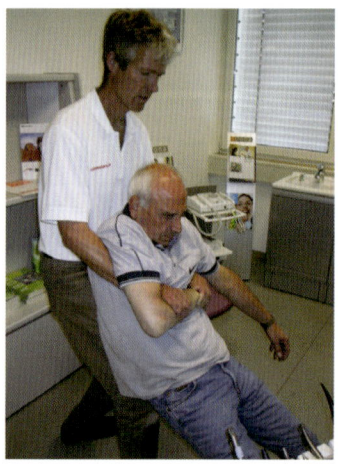

Abb. 13

Mit dem Rautek-Rettungsgriff können Sie einen Erkrankten auch vom Boden aufnehmen und zum Beispiel aus einem Gefahrenbereich bringen:

Weitere Einsatz-
möglichkeiten

Treten Sie an das Kopfende des Erkrankten, fassen Sie mit beiden Händen flach unter seinen Hinterkopf.

Heben Sie nun den Oberkörper vorsichtig von hinten an, und beugen Sie ihn nach vorne.

Stützen Sie den Oberkörper des Erkrankten mit Ihren eigenen Knien von hinten (Abb. 14). Dann können Sie wiederum den Rautek-Griff anwenden und den Erkrankten nach hinten wegziehen (Abb. 11).

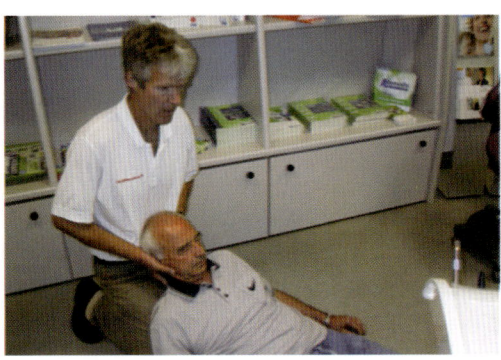

Abb. 14

Lagern

Wenig Aufwand
und Risiko, aber
effektiv

Die richtige Lagerung eines Erkrankten beziehungsweise Verletzten ist
eine wichtige Erstmaßnahme, die ohne großen Aufwand und ohne
Risiko von jedem Ersthelfer durchgeführt werden kann.

Allein dadurch, dass Sie den Erkrankten in eine günstigere Körperposi-
tion bringen, kann ein lebensbedrohlicher Zustand verhindert und
einer Verschlimmerung der Erkrankung vorgebeugt werden.

Die Art der Lagerung richtet sich danach, was Sie bei der Überprüfung
der Vitalparameter (BAPP-Schema siehe S. 76) festgestellt haben.

Bewusst-sein	Atmung	Kreislauf	Lagerung	
vorhanden	vorhanden, aber Atemnot	vorhanden	Oberkör-perhoch-lage	
vorhanden	vorhanden	vorhanden, aber Schock-symptomatik	Schock-lage	
vorhanden	gestört → **Beatmung**	vorhanden	flache Rücken-lage	
gestört	vorhanden	vorhanden	stabile Seitenlage	
gestört	gestört → **Beatmung**	vorhanden	flache Rücken-lage	
gestört	vorhanden	gestört → **Herzdruck-massage**	flache Rücken-lage	
gestört	gestört	gestört → **Herz-Lun-gen-Wieder-belebung**	flache Rücken-lage	

Tab. 6
Patientenlagerung

Stabile Seitenlage

Jeder Mensch, bei dem das Bewusstsein, nicht aber das Herz-Kreis-lauf-System oder die Atmung gestört ist, muss in die stabile Seitenla-ge gebracht werden. Dieser Grundsatz gilt auch für die Zahnarztpra-xis, das heißt, dass ein Patient, der zum Beispiel im Zahnarztstuhl bewusstlos wird, am besten auf den Boden gelegt wird. Durch das Fehlen seiner Schutzreflexe droht dem Bewusstlosen sonst Ersti-ckungsgefahr. Die stabile Seitenlage bewirkt, dass durch die Über-streckung des Halses freie Atemwege geschaffen werden und Flüssig-keiten, die sich im Mund und Rachen sammeln (Schleim, Blut, Erbrochenes), nach außen abfließen können.

Störung des Bewusstseins

Erstickungsgefahr vorbeugen

Knien Sie sich also neben den Bewusstlosen hin. Den auf der Helfer-seite befindlichen Arm des Bewusstlosen so weit wie möglich unter dessen Körper schieben. Das auf der Helferseite befindliche Bein des Bewusstlosen im Kniegelenk beugen und dadurch aufstellen (Abb. 15a und b).

Vorgehen

Den Bewusstlosen an der Schulter und an der Hüfte der gegenüberlie-genden Seite fassen und ihn – notfalls mit Schwung – zu sich herüber-ziehen (Abb. 15c und d). Den Arm, der unter dem Bewusstlosen liegt, nach hinten herausziehen und anwinkeln (Abb. 15e). Den Kopf des Bewusstlosen überstrecken, indem der Kopf mit beiden Händen erfasst und vorsichtig im Nacken nach hinten gebeugt wird (Abb. 15f). Nochmals überprüfen, ob Atmung und Puls vorhanden sind!

Atmung und Puls prüfen

Lässt sich eine stabile Seitenlage, zum Beispiel durch beengte räumli-che Verhältnisse, nicht durchführen, so muss der Bewusstlose von einem Helfer in der entsprechenden Position gehalten werden!

Verletzten in entsprechender Position halten

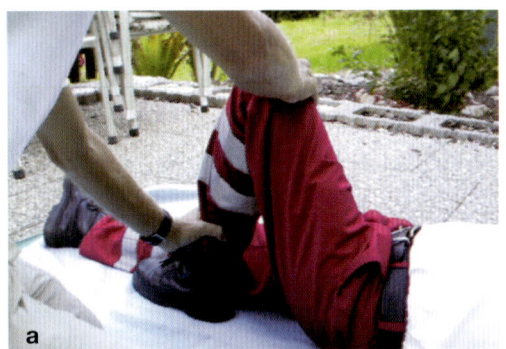
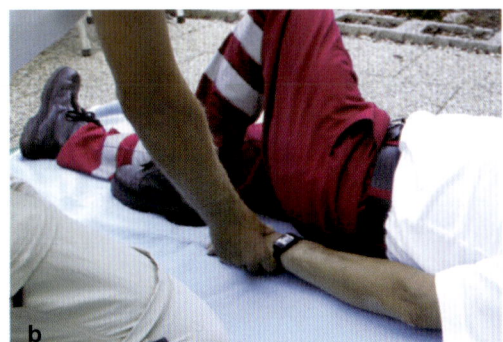

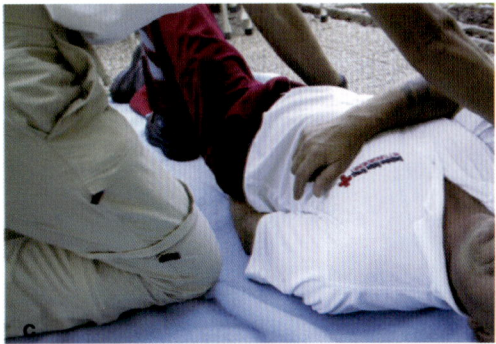
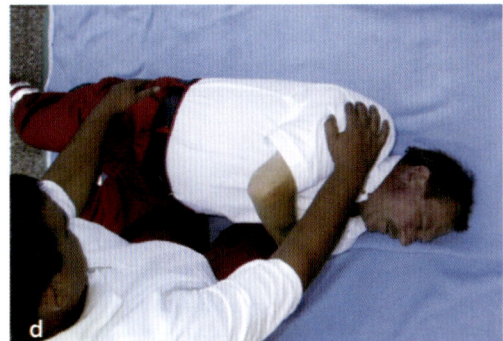

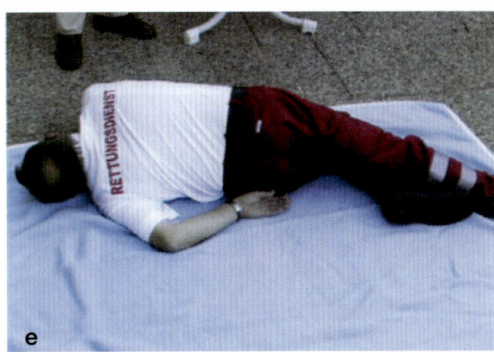
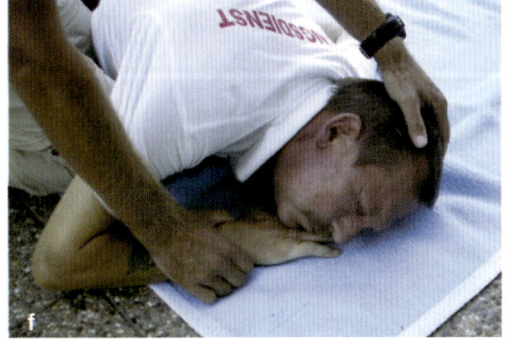

Abb. 15a bis f
Stabile Seitenlage

Flachlage

Liegt ein Atem- oder Kreislaufstillstand vor, legen Sie den Betroffenen flach in Rückenlage auf einen harten Untergrund, am einfachsten auf den Fußboden. Nur in dieser Position können Sie die notwendigen Maßnahmen wie Beatmung und Herzdruckmassage optimal durchführen. Falls möglich, sollten Sie den Platz gleich so wählen, dass Sie um den Erkrankten genug Raum für Ihre Hilfsmaßnahmen haben!

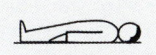

Zur Durchführung von Beatmung und Herzdruckmassage

Schocklage

Bei allen Verletzungen oder Erkrankungen, die mit einem größeren Blutverlust oder einem »Versacken« des Blutes im Körper (zum Beispiel bei der vasovagalen Synkope, bei der Anaphylaxie) einhergehen, kann eine Minderversorgung des Gehirns mit Sauerstoff und eine daraus eventuell resultierende Bewusstseinsstörung durch eine »Autotransfusion« von körpereigenem Blut von den unteren Extremitäten in den Oberkörperbereich mithilfe der Schocklage verzögert, verringert oder verhindert werden.

Bei Blutverlust oder »Versacken« des Blutes im Körper

Dazu müssen Sie entweder den Oberkörper des Betroffenen in eine Tieflage bringen, zum Beispiel indem Sie den Betroffenen schräg legen (Abb. 16) oder falls dies nicht möglich ist, die Beine anheben und in dieser Position halten.

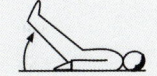

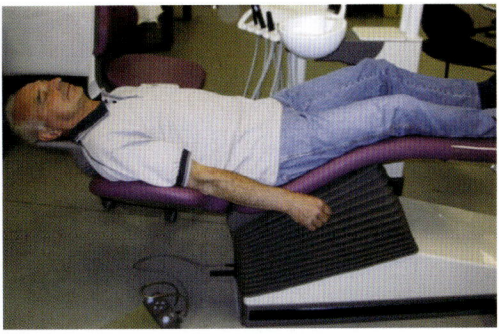

Abb. 16
Schocklage

Sollte der Betroffene bewusstlos sein, hat natürlich die stabile Seitenlage (Abb. 15) Vorrang vor der Schocklage!

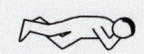

Oberkörperhochlage

Bei Atemstörungen,
Herzerkrankungen,
Verletzungen am
Oberkörper

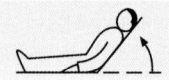

Die Hochlagerung des Oberkörpers ist eine wichtige Sofortmaßnahme am nichtbewusstlosen Patienten vor allem bei Atemstörungen, bei Herzerkrankungen und bei Verletzungen im Oberkörper- oder Kopfbereich. Die Lagerung wird durchgeführt, indem Sie den Oberkörper des Erkrankten in einem Winkel von 15 bis 45 Grad beziehungsweise nach den Wünschen des Patienten anheben.

Freimachen und Freihalten der Atemwege

Die häufigste Ursache für eine Verlegung der Atemwege ist, insbesondere beim Bewusstlosen, das Zurücksinken des Zungengrunds gegen die Rachenhinterwand. Deshalb lässt sich oft schon durch Überstrecken des Kopfes die Atemtätigkeit wiederherstellen. Mit dieser einfachen Methode werden Unterkiefer und Zungengrund angehoben, nach vorne geschoben und so die Atemwege freigegeben.

Atemtätigkeit durch Überstrecken des Kopfes wiederherstellen

Überstrecken des Kopfes

Den Erkrankten in die flache Rückenlage oder in die stabile Seitenlage bringen. Seitlich am Kopf des Erkrankten knien. Mit einer Hand den Kopf des Erkrankten an der Stirn und mit der anderen Hand unter das Kinn fassen. Den Kopf zwar ohne Gewaltanwendung, aber dennoch mit kräftigem Druck nackenwärts überstrecken (Abb. 17).

Vorgehen

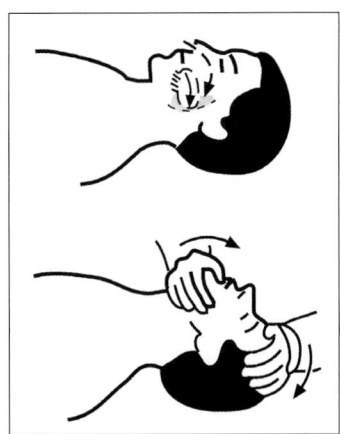

Abb. 17
Überstrecken des Kopfes

Überprüfen Sie jetzt, ob die Atmung nun vorhanden ist. Ist dies nicht der Fall, müssen der Unterkiefer des Erkrankten zusätzlich nach vorne gezogen und der Mundraum inspiziert werden, um zu überprüfen, ob Fremdkörper die Atemwege versperren.

Reinigen des Mund- und Rachenraums

Sollten irgendwelche Fremdkörper (Erbrochenes, Schleim, Blut, lose Zahnprothesen etc.) sichtbar sein, müssen diese schleunigst entfernt werden.

Ziehen Sie dazu den Unterkiefer des Patienten nach vorne und drücken Sie mit einem Daumen die Wange des Erkrankten zwischen die Zahnreihen, um so den Mund offen zu halten.

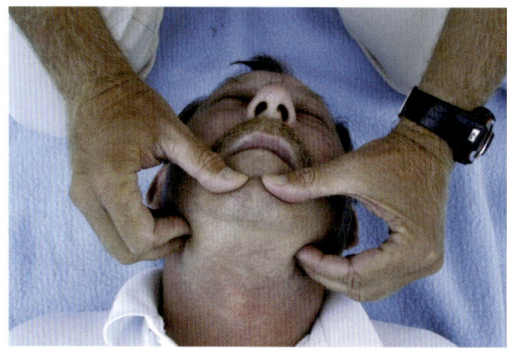

Abb. 18
Esmarch-Handgriff

Drehen Sie den Kopf des Patienten am besten zur Seite (Abb. 19). Reinigen Sie den Mund und Rachen entweder durch Absaugen oder, falls Sie sich nicht gerade am Arbeitsplatz mit Absaugung befinden und/oder es sich um nicht flüssiges Material handelt, manuell durch Ausräumen oder Auswischen (Abb. 20).

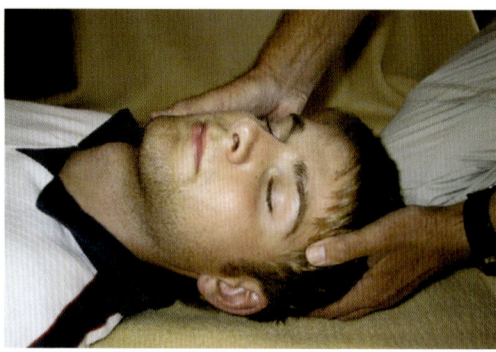

Abb. 19
Kopf drehen

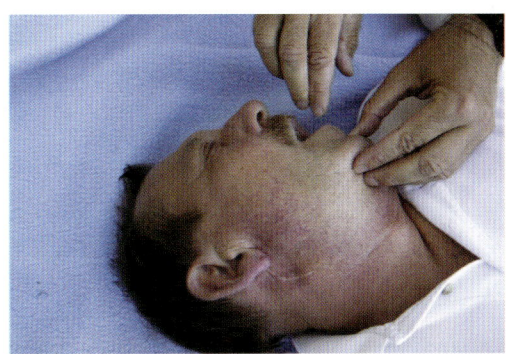

Abb. 20
Mund frei räumen

Besteht auch nach dem Überstrecken des Kopfes und dem Freimachen der Atemwege immer noch eine Atemstörung oder ein Atemstillstand, muss unverzüglich der Kreislauf überprüft werden (siehe S. 78 f.) und mit der Atemspende oder der kompletten Herz-Lungen-Wiederbelebung (siehe S. 108 ff.) begonnen werden.

Atemspende/Beatmung

Die Atemspende muss sich an den natürlichen Gegebenheiten orientieren, das heißt, es müssen dabei vor allem die Parameter Atemfrequenz und Atemzugvolumen entsprechend der Altersgruppe des Patienten berücksichtigt werden.

Atemfrequenz und Atemzugvolumen berücksichtigen

Altersstufe	Atemfrequenz/min	Atemzugvolumen (ml)
Neugeborene	40–50	20–35
Säuglinge	30–40	40–100
Kleinkinder	20–30	150–200
Schulkinder	16–20	300–400
Jugendliche	14–16	300–500
Erwachsene	10–14	500–1000

Tab. 7
Atemparameter

Ziel der Beatmung

Ziel der Beatmung ist die optimale Oxygenierung des Notfallpatienten. Die Beatmungshübe sollten 700 bis 800 ml bei Mund-zu-Nase-/zu-Mund-Beatmung und 400 bis 600 ml bei Masken-Beutel-Beatmung betragen. Da diese Volumina natürlich im Notfall nicht zu messen sind, sollte auf eine ausreichende Thoraxexkursion bei Beatmung geachtet werden.

Die Beatmung ist ohne oder mit Hilfsmitteln möglich.

- ohne Hilfsmittel:
  - Mund zu Mund
  - Mund zu Nase
- mit Hilfsmitteln:
  - Mund zu Hilfsmittel
  - Atembeutel zu Mund/Beutel
  - (Atembeutel zu Tubus)

Als einfachste Form der Beatmung, die ohne jedes Hilfsmittel und in jeder Situation durchführbar ist, bietet sich die Atemspende in Form der Mund-zu Nase-Beatmung an.

Mund-zu-Nase-Beatmung

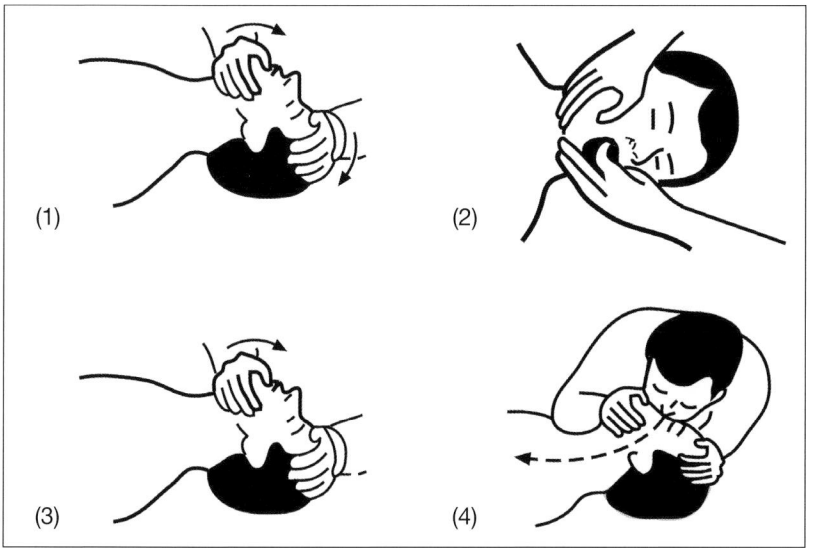

Abb. 21
Mund-zu-Nase-Beatmung

Die Atemspende sollte grundsätzlich als Mund-zu-Nase-Beatmung durchgeführt werden.

Erste Präferenz

Bringen Sie dabei den Bewusstlosen in die flache Rückenlage und knien Sie sich seitlich neben den Kopf.

Vorgehen

Den Kopf des Bewusstlosen überstrecken und seinen Unterkiefer nach vorne ziehen.

Den Mund öffnen und nachsehen, ob sich Fremdkörper im Mund-Rachen-Raum befinden, falls ja, diese entfernen.

Den Kopf mit der einen Hand an der Stirn-Haar-Grenze und mit der anderen Hand unter dem Kinn fassen und ihn noch einmal vorsichtig nackenwärts überstrecken. Dabei durch den Druck der Hand auf den Bereich zwischen Unterlippe und Kinnspitze den Mund des Bewusstlosen geschlossen halten.

Dann atmen Sie normal ein und setzen den geöffneten Mund über den Nasenöffnungen des Bewusstlosen so auf, dass die Lippen rund um die Nase fest abschließen. Die eigene Ausatemluft ruhig und gleichmäßig in die Nase des Bewusstlosen einblasen (Abb. 21). Anschließend den Mund vom Bewusstlosen etwas abheben und den eigenen Kopf seitlich zum Brustkorb des Bewusstlosen hindrehen.

Achten Sie darauf, ob der Brustkorb des Beatmeten sich senkt und ob Ausatemluft aus dem Mund entweicht. Gleichzeitig holen Sie selbst in aller Ruhe Luft, um die Atemspende zu wiederholen.

Mund-zu-Mund-Beatmung

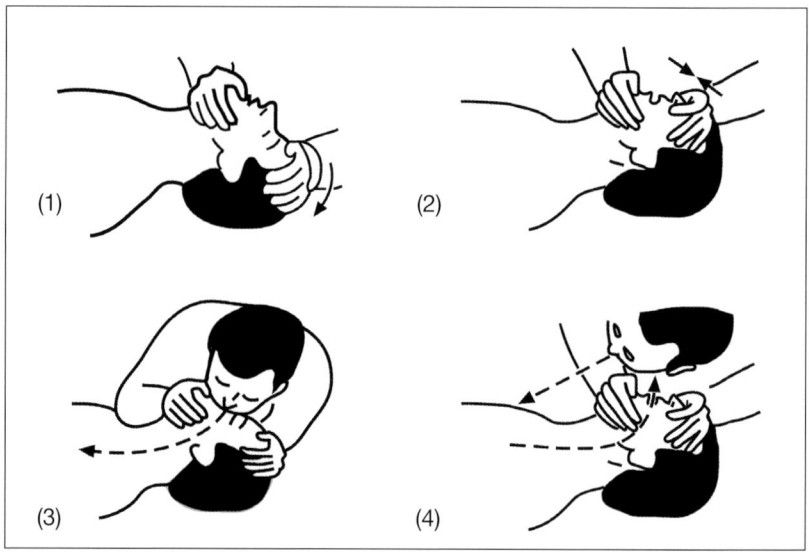

(1)   (2)

(3)   (4)

Abb. 22
Mund-zu-Mund-Beatmung

Zweite Präferenz   Die Mund-zu-Mund-Beatmung ist für den Ungeübten etwas schwieriger durchzuführen als die Mund-zu-Nase-Beatmung und sollte deshalb erst dann zur Anwendung kommen, wenn die Mund-zu-Nase-Beatmung nicht erfolgreich oder nicht möglich ist.

Den Bewusstlosen dabei in die flache Rückenlage bringen und sich seitlich neben dessen Kopf hinknien.

Den Kopf des Bewusstlosen überstrecken und seinen Unterkiefer nach vorne ziehen.

Den Mund des Bewusstlosen öffnen und nachsehen, ob sich Fremd-körper im Mund-Rachen-Raum befinden, falls ja, diese entfernen.

Den Kopf des Bewusstlosen mit der einen Hand an der Stirn-Haar-Grenze und mit der anderen Hand unter dem Kinn fassen und ihn noch einmal vorsichtig nackenwärts überstrecken. Im Gegensatz zur Mund-zu-Nase-Beatmung wird diesmal mit der einen Hand der Unterkiefer nicht zugepresst, sondern der Mund des Bewusstlosen etwa finger-breit geöffnet. Der Daumen und der Zeigefinger der Hand, die an der Stirn des Bewusstlosen liegt, erfassen die Nasenöffnungen von oben her und verschließen sie durch sanften Druck. Normal einatmen und den geöffneten Mund um den Mund des Bewusstlosen herum fest auf-setzen. Die eigene Ausatemluft ruhig und gleichmäßig in den Mund des Bewusstlosen einblasen (Abb. 22). Anschließend den Mund des Bewusstlosen etwas abheben und den eigenen Kopf seitlich zum Brustkorb des Bewusstlosen hindrehen. Dabei beobachten, ob der Brustkorb des Beatmeten sich senkt und ob Ausatemluft aus dem Mund entweicht. Gleichzeitig selbst in aller Ruhe Luft holen und die Atemspende immer wieder von neuem wiederholen.

Beatmung mit Hilfsmitteln

Die Beatmung über Hilfsmittel erspart dem Helfer das Überwinden der Ekelbarriere und der Ängste vor Kontaminationen mit Keimen etc. Zur Verfügung stehen einfachste, preiswerte Hilfsmittel wie der Life-Key, Weichkissenmasken und Beatmungsbeutel mit Beatmungsmasken.

Vorteile der Beatmung mit Hilfsmitteln:

- Kein direkter Helfer-Patient-Kontakt erforderlich.
- keine invasive Maßnahme

- Beatmungsmasken/-beutel lassen sich problemlos zum Beispiel auch im Pkw unterbringen.

- Bei Beatmungsbeuteln ist eine zusätzliche Anreicherung der Atemluft mit Sauerstoff möglich.

Nachteile der Beatmung mit Hilfsmitteln:

- Die Schwierigkeit der Beatmung mit Beatmungsbeuteln wird unterschätzt! Dadurch Gefahr der insuffizienten oder fehlerhaften Beatmung

- Atemvolumina sind bei Beatmungsbeuteln relativ starr vorgegeben.

Vorher ausprobieren

Die Bedienung der verschiedenen Hilfsmittel zur Beatmung muss bekannt sein. Probieren Sie die Gerätschaften deshalb vorher aus, und machen Sie sich mit der Bedienungsanleitung vertraut!

Grundsätzliche Beatmungsregeln

Grundsätzlich gilt für jede Beatmung, unabhängig vom Hilfsmittel:
Der Helfer kniet oder steht hinter oder neben dem Patienten. Die Atemwege des Patienten müssen überprüft und gegebenenfalls frei geräumt werden, Fremdkörper, Erbrochenes, lose Gebissteile usw. müssen entfernt werden. Der Kopf des Patienten muss gut überstreckt und die Maske über Mund/Nase des Patienten dicht geschlossen werden!

Beatmung mit einfachen Hilfsmitteln

Verhindern direkten Kontakt

Eine Reihe von einfachen und preiswerten Hilfsmitteln können dazu eingesetzt werden, um einen direkten Kontakt zwischen dem Mund des Helfers und dem Gesicht des Betroffenen zu verhindern und somit das Thema Ekelbarriere und Infektionsängste zu minimieren.

Wenn Sie ein derartiges Hilfsmittel anwenden wollen, sollten Sie sich mit dem sachgerechten Gebrauch ausreichend vertraut machen.

Life-Key

Relativ einfach ist die Handhabung zum Beispiel des Life-Keys, einer Folienmaske, die zusammengefaltet in einem Schlüsselanhänger steckt und somit im Prinzip überall verfügbar und einsetzbar wäre.

Im Notfall wird die Maske aus dem Schlüsselanhänger herausgenommen, entfaltet, auf dem Gesicht des Betroffenen platziert und mit den Schlaufen an seinen Ohren fixiert. Über eine Membran mit Ventilmechanismus können Sie dann die Mund-zu-Mund- oder die Mund-zu-Nase-Beatmung durchführen (Abb. 23).

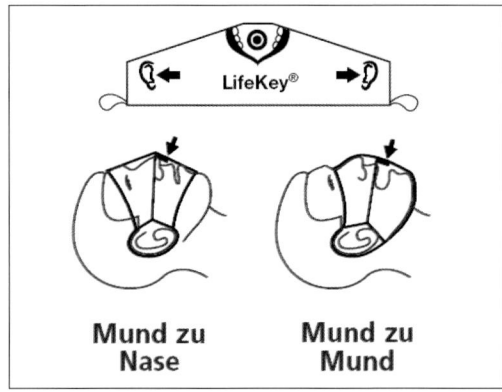

Abb. 23
Einsatzmöglichkeiten des LifeKey

Weichkissenmaske

Die Weichkissenmaske (Abb. 24a und b) besitzt den Vorteil, dass sie sowohl für Kinder ab dem 18. Monat als auch für Jugendliche und Erwachsene unabhängig von der Körpergröße einsetzbar ist. Ebenso ist sie auch bei Bärtigen, Zahnlosen oder Patienten mit einem Gesichtstrauma gut verwendbar.

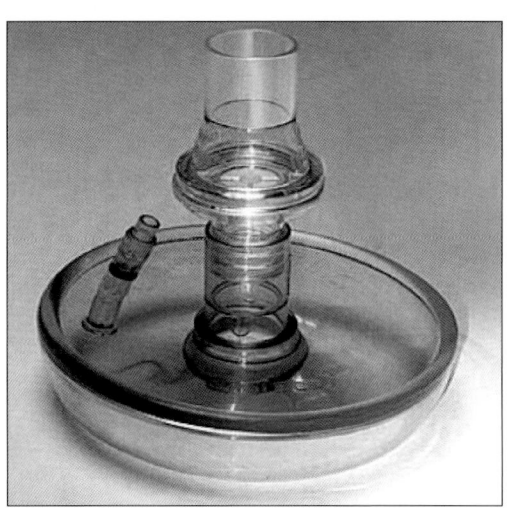

Abb. 24a
Weichkissenmaske

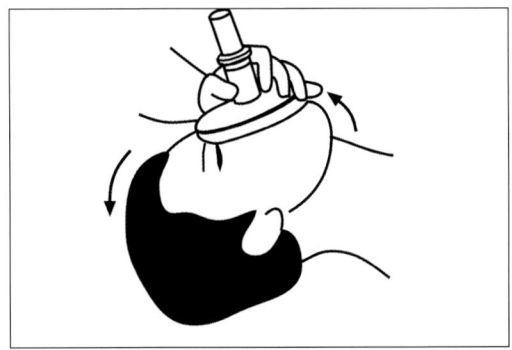

Abb. 24b
Einsatz der Weich-
kissenmaske

Verwendungs-
möglichkeiten

Die Maske kann mit Ventil zur direkten Mund-zur-Masken-Beatmung und ohne Ventil zur Beutel-zur-Masken-Beatmung verwendet werden.

Vorgehen

Zur Anwendung kniet der Helfer am besten neben dem Patienten. Der Kopf wird rekliniert und in der Überstreckung gehalten, gleichzeitig wird die Maskenöffnung über Mund oder Nase des Patienten platziert.

Nun wird die Maske mit sanftem Druck auf das Gesicht gepresst und die Luft über den Ventilaufsatz insuffliert, etwaiges seitliches Entweichen von Luft kann durch sanfte Druckkorrekturen auf die Weichkissenmaske behoben werden.

Pharyngealtuben/Guedel-Tubus

Pharyngealtuben (Abb. 25) können die Atemwege freihalten, indem sie vor allem das Zurückfallen des Zungengrundes verhindern.

Zur Erleichterung
einer Maskenbeat-
mung

Sie werden heute in der Notfallmedizin in erster Linie als Oropharyngealtubus, vor allem als Guedel-Tuben zur Erleichterung einer Maskenbeatmung eingesetzt.

Exakte Tubuslage

Voraussetzung für eine exakte Tubuslage ist die richtige Größenwahl, dabei sollte man den Abstand zwischen Ohrläppchen und Mundwinkel des Patienten als Richtwert nehmen (Abb. 26).

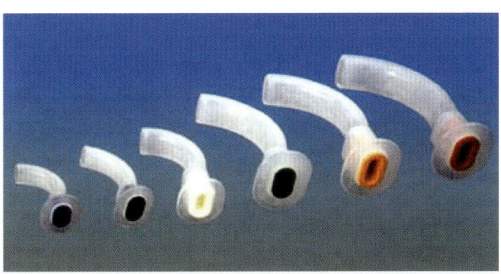

Abb. 25
Pharyngealtuben

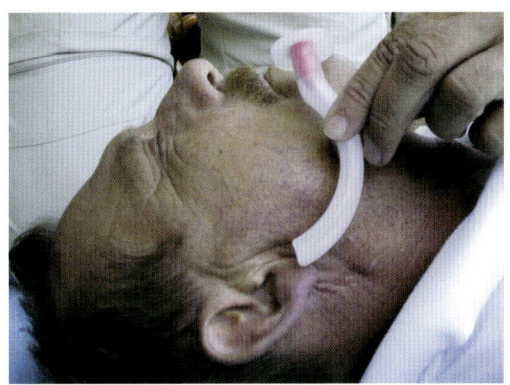

Abb. 26
Guedel abmessen

Altersstufe		Tubusgröße
Frühgeborene		000
Säuglinge		00
Kleinkinder		0
Kinder		1
Jugendliche		2
Erwachsene	Frau	3
	Mann	4
	groß	5

Tab. 8
Richtwerte für Guedel-Tuben

Der Tubus wird in den Mund eingeführt, wobei die pharyngeale Öffnung des Tubus zunächst zum Gaumen zeigt.

Den Tubus dann rachenwärts schieben und dabei um 180 Grad drehen, den Zungengrund dabei durch die Drehbewegung nach vorne drängen (Abb. 27).

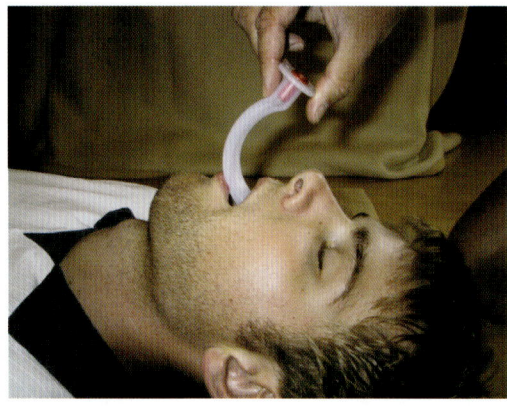

Abb. 27
Guedel einführen

Gefahren

Zu kleiner Tubus

Bei zu kleinem Tubus Verlegung der Atemwege durch Zurückdrücken des Zungengrundes.

Zu großer Tubus

Bei zu großem Tubus Verlegung der Atemwege durch die Tubusspitze, Vagusstimulation mit Erbrechen, Bradykardie gegebenenfalls auch Asystolie (Abb. 28).

Sicherung der Atemwege, aber kein Aspirationsschutz

Der Guedel-Tubus bietet keinen Aspirationsschutz, er sichert lediglich die Atemwege, außerdem dient er als Beißschutz und erleichtert die Maskenbeatmung. Ein Patient, der den Guedel-Tubus wieder ausspuckt, benötigt keinen Guedel-Tubus!

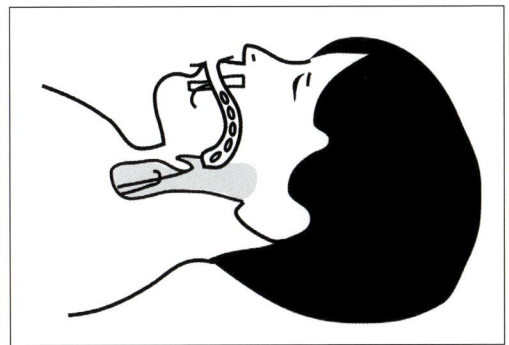

Abb. 28

Beatmung mit Beatmungsbeuteln

Abhängig vom Hersteller gibt es verschiedene Beatmungsbeutel (Abb. 30), wobei normalerweise alle Hersteller die Modellgrößen Erwachsenenbeutel, Kinderbeutel und Babybeutel anbieten.

Alle Beutel funktionieren nach demselben Prinzip, der entscheidende Unterschied liegt in den unterschiedlichen Volumina. Die Zahnarztpraxis sollte in aller Regel einen Standard-Erwachsenenbeutel vorhalten, diesen aber mit unterschiedlichen Maskengrößen (Abb. 29) kombinieren können:

- Größe 5 für Erwachsene

- Größe 3 für Kinder /Jugendliche

- Größe 1 für Säuglinge

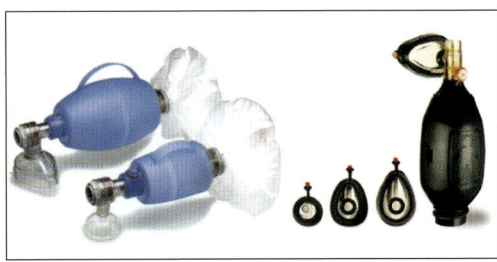

Abb. 29
Beatmungsbeutel (links),
Maskengrößen (rechts)

Bei der Beatmung mit Beatmungsbeuteln und -masken wird die Maske mit der linken Hand über Mund und Nase aufgesetzt und mit dem so genannten C-Griff (Abb. 30 und 31) fixiert. Die korrekte

Anwendung des C-Griffes gewährleistet bei richtiger Maskenwahl eine ausreichende Dichtigkeit für die Beatmung. Daumen und Zeigefinger bilden dabei ein C über dem Gesicht des Patienten, die restlichen Finger überstrecken den Kopf und erleichtern so die Beatmung. Mit der rechten Hand wird der Beatmungsbeutel komprimiert. Mit dem Inhalt des Beutels, zwischen 1,3 und 1,7 l sollten beim Patienten Atemhubvolumina von 0,4 bis 0,6 l erreicht werden.

Das Heben und Senken des Thoraxes ist als Hinweis für eine effektive Beatmung zu werten.

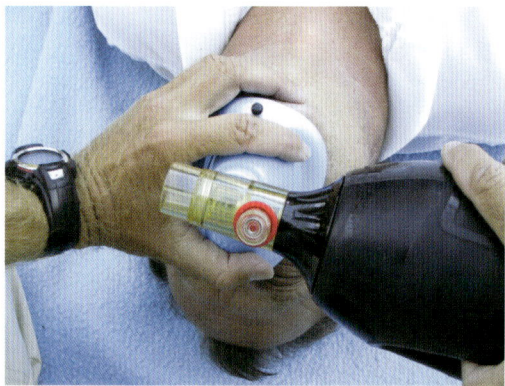

Abb. 30 und 31
C-Griff

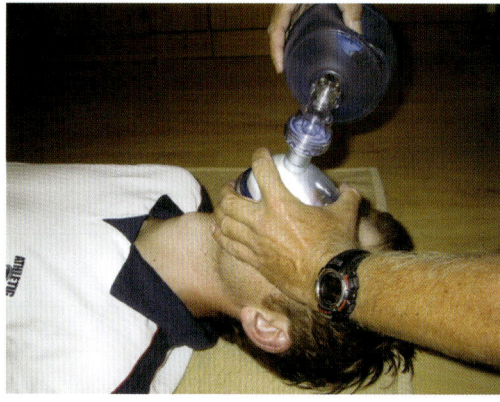

Abb. 31

Auf langsamen und sanften Atemstoß achten

Generell ist bei der Beatmung darauf zu achten, dass der Atemstoß nicht zu heftig, sondern langsam und sanft (mindestens zwei Sekunden) abgegeben wird, da es sonst zu Druckspitzen in den oberen

Atemwegen kommt, die zur Öffnung des Ösophagus (Verschlussdruck zirka 15 cm H_2O beim komatösen Patienten) und damit zur Überblähung des Magens führen können.

Das häufigste Problem bei der Maskenbeatmung stellt die Leckage zwischen Maske und Patient dar, die bisweilen durch eine zu schnelle und heftige Luftinsufflation zu beantworten versucht wird. Hier wird nun als Hilfstechnik empfohlen – ebenfalls unter Einbeziehung weiterer Helfer – einen so genannten doppelten C-Griff anzuwenden. Zwischen den Beatmungen ist auf genügend Zeit für die passive Ausatmung des Patienten zu achten! Ein Erwachsener benötigt 12 bis 16 Beatmungen pro Minute!

Häufigstes Problem: Leckage zwischen Maske und Patient

Sauerstoffgabe

Sauerstoffan-
schluss mit
Reservoirbeutel
verwenden

Um dem Patienten eine möglichst hohe Sauerstoffkonzentration in der Einatemluft zukommen zu lassen, sollte nach Möglichkeit immer ein Sauerstoffanschluss in Verbindung mit einem Reservoirbeutel verwendet werden.

In Abhängigkeit von der Art der Sauerstoffzuführung zum Patienten können Sauerstoffkonzentrationen von nahezu 100 Prozent erreicht werden!

Beatmungstechnik	Inspiratorische O2-Konzentration
Mund-Nase-Beatmung (Ausatemluft)	17 Prozent
Spontan- und Beutel-Masken-Beatmung (Raumluft)	21 Prozent
Beutel-Masken-Beatmung mit 10 l/min Sauerstoffanschluss	bis 40 Prozent
Beutel-Masken-Beatmung unter Verwendung eines Reservoirbeutels, 10 bis 15 l/min O_2	bis ca. 95 Prozent

Tab. 9
Durch Beatmung hervorzurufende Sauerstoffkonzentrationen

Herzdruckmassage

Die Herzdruckmassage (Abb. 32) ist eine Basismaßnahme, durch die – in Verbindung mit der Atemspende – eine Mindestzirkulation aufrechterhalten und ein Absterben der Gehirnzellen durch Sauerstoffmangel verhindert werden soll.

Mindestzirkulation wird aufrechterhalten

Für den bei der Herzdruckmassage erzeugten Blutfluss werden zwei Mechanismen als bedeutend angesehen, nämlich die

- Kompression des Herzens zwischen Brustbein und Wirbelsäule und die

- Erzeugung thorakaler Druckschwankungen.

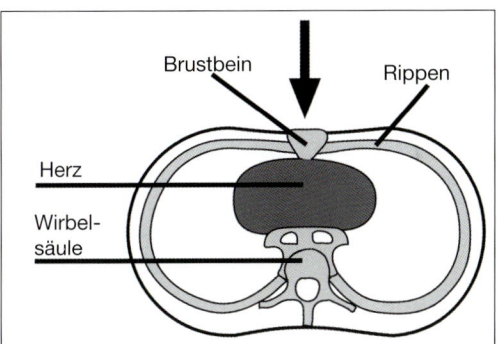

Abb. 32
Herzdruckmassage

> Selbst bei einer optimalen Technik der Herzdruckmassage beträgt das erzeugte Herzzeitvolumen aber nur zirka 20 bis 40 Prozent des normalen Ruhewertes!

!

Die Herzdruckmassage ist eine Aufgabe, die in der Praxis auch von jeder Arzthelferin geübt und beherrscht werden sollte, denn nur dann haben Sie im Ernstfall die Hände für andere Reanimationsmaßnahmen frei!

Herzdruckmassage sollte auch von der Helferin beherrscht werden!

Vorgehen (Abb. 33)

Bei einem Kreislaufstillstand (unabhängig von der Genese) bringen Sie den Betroffenen in die flache Rückenlage und legen ihn auf einen harten Untergrund (zum Beispiel den Fußboden). Öffnen Sie die Kleidung über dem Brustkorb und knien Sie sich seitlich neben den Betroffenen.

Druckpunkt

Das Brustbein des Betroffenen ertasten und den Druckpunkt aufsuchen. Der Druckpunkt ist die Stelle, die für die Herzdruckmassage am besten geeignet ist. Er liegt etwa fünf bis sieben Zentimeter, das heißt zirka drei Querfinger über dem unteren Rand des Brustbeins. Den Handballen der linken Hand direkt auf diesen Druckpunkt aufsetzen, so dass der Daumenballen in Längsrichtung auf dem Brustbein zu liegen kommt.

Den Handballen der rechten Hand auf den Handrücken der linken Hand setzen und sich so über den Betroffenen beugen, dass die durchgestreckten Arme direkt über dem Brustbein sind.

Druckphase

Entlastungsphase

Massagefrequenz

Bei einem Erwachsenen muss nun so viel Druck ausgeübt werden, dass das Brustbein mindestens vier bis fünf Zentimeter eingedrückt wird (Druckphase). Anschließend mit dem Druck nachlassen, so dass der Brustkorb die Möglichkeit hat, sich wieder auszudehnen (Entlastungsphase). Die Druckphase und die Entlastungsphase sollen möglichst gleich lang sein. Die Massagefrequenz soll bei zirka 100/Minute liegen (also in der Sekunde fast zweimal drücken). Zusammen mit den Beatmungsphasen kann auf diese Weise die erforderliche Herzfrequenz von zirka 65 pro Minute erreicht werden.

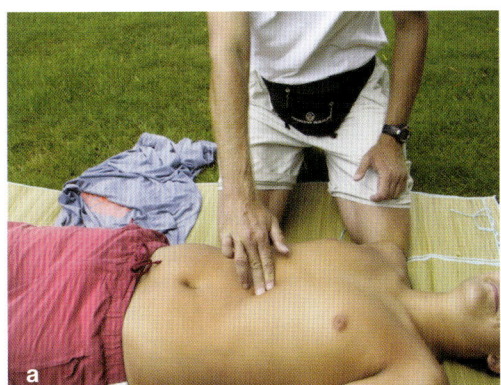
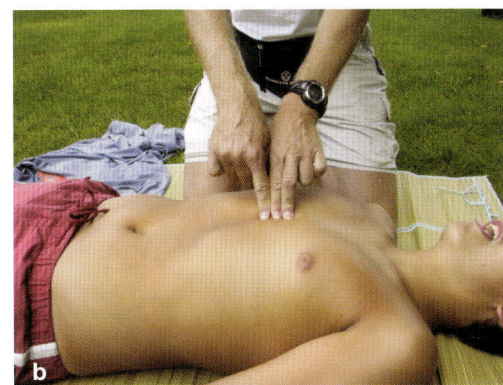
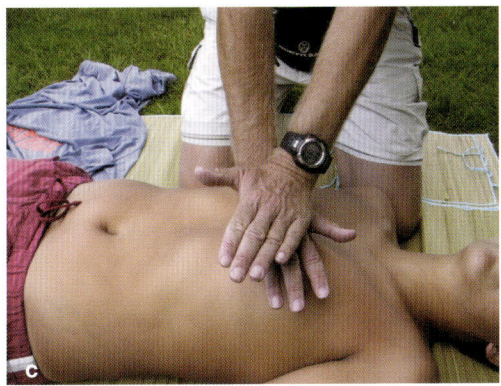
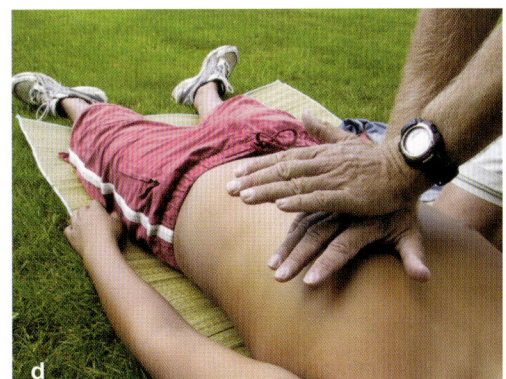
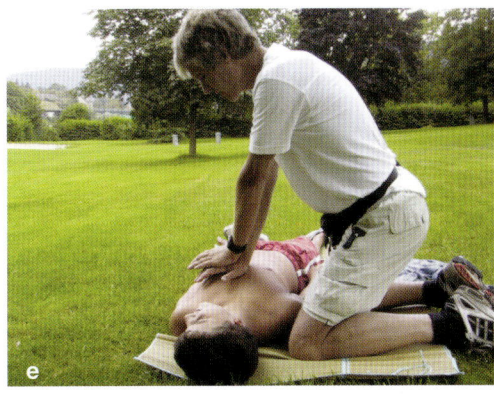

Abb. 33a bis e
Vorgehen bei der Herzdruckmassage

Herz-Lungen-Wiederbelebung

Immer wenn es zu einem Stillstand von Atmung und Kreislauf gekommen ist, müssen die lebensrettenden Maßnahmen Beatmung und Herzmassage miteinander kombiniert werden. Die Beatmung hält dann die Sauerstoffversorgung der Lunge aufrecht, die Herzmassage den Sauerstofftransport über die Blutbahn in die lebenswichtigen Organe. Die Herz-Lungen-Wiederbelebung kann man sowohl allein (Ein-Helfer-Methode) als auch, was natürlich einfacher ist, zu zweit durchführen (Zwei-Helfer-Methode).

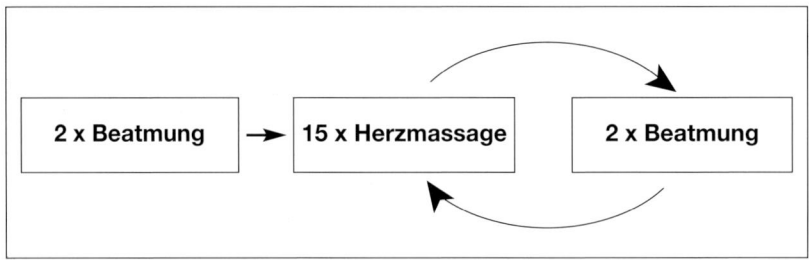

Abb. 34
Grundregel der Herz-Lungen-Wiederbelebung

Ein-Helfer-Methode

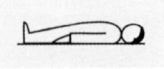

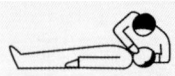

Den Bewusstlosen auf einer harten Unterlage in die flache Rückenlage bringen. Den Oberkörper des Bewusstlosen so freimachen, dass der Druckpunkt für die Herzmassage auf dem Brustbein aufgesucht werden kann. Den Kopf des Bewusstlosen überstrecken und seinen Unterkiefer nach vorne ziehen. Den Mund des Bewusstlosen öffnen und nachsehen, ob sich Fremdkörper im Mund-Rachen-Raum befinden, falls ja, diese entfernen. Mit zwei Beatmungen (Mund-zu-Nase-Beatmung) beginnen. Dann 15 Herzmassagen durchführen, denen wieder zwei Beatmungen folgen (Abb. 34).

Zwei-Helfer-Methode

Der Helfer, der die Beatmung durchführt, beginnt mit zwei Atemspenden, danach führt der zweite Helfer fünfzehn Herzmassagen durch. Damit es kein Durcheinander gibt, sollte der Helfer, der die Herzmassage durchführt, laut zählen und nach der fünfzehnten Massage kurz aussetzen, so dass der andere Helfer ungestört seine Atemspende vornehmen kann.

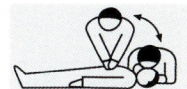

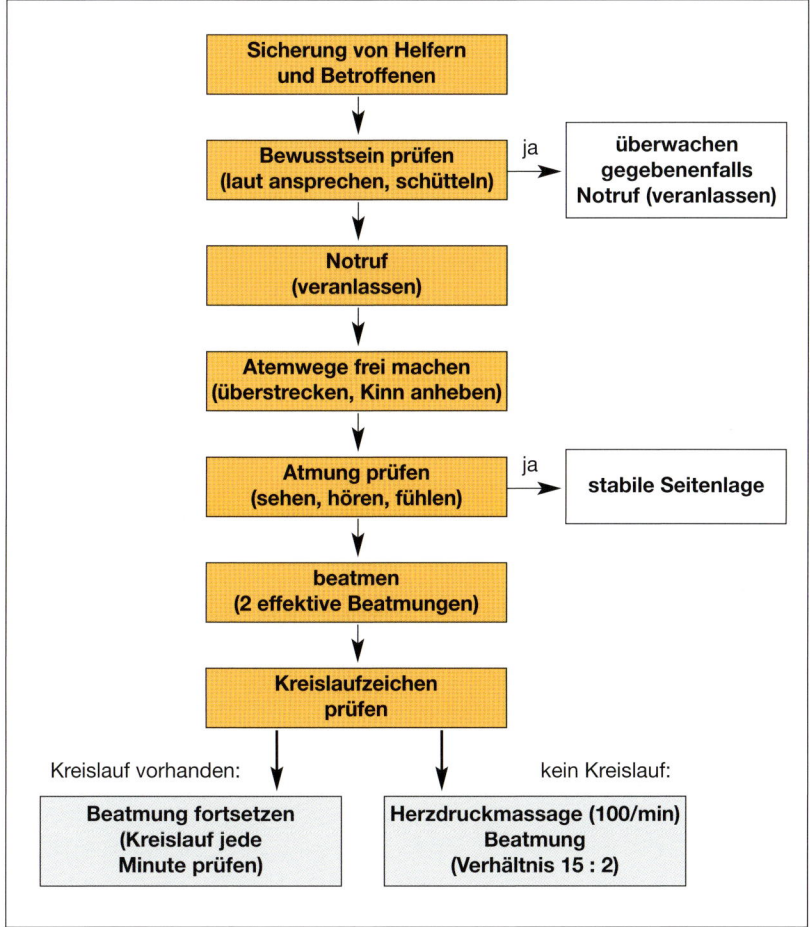

Reanimation von Erwachsenen (> 8 Jahre) ohne AED durch einen oder zwei Ersthelfer

Reglose Person			
Falls ansprechbar: Hilfeleistung nach Notwendigkeit		**Bewusstsein?** Lautes Ansprechen, leichtes Rütteln an der Schulter	Beim Anfassen/Rütteln sichtbare Verletzungen beachten!
		Wenn bewusstlos: sofortiger Notruf	
Ist ein zweiter Ersthelfer vor Ort, erfolgen Wiederbelebungsmaßnahmen und Notruf zeitgleich			
Falls Atmung normal: stabile Seitenlage, Überwachung der Atmung		**Atmung?** Atemwege freimachen sehen/hören/fühlen, gegebenenfalls sichtbaren Fremdkörper aus dem Mund-Rachen-Raum entfernen. Wenn keine Atmung: initial zweimal beatmen	Sehen: Brustkorbhebungen Hören: Atemgeräusche Fühlen: Luftstrom an der Wange des Helfers
Falls Kreislaufzeichen vorhanden: Beatmung fortsetzen, Kreislaufzeichen alle 60 sec überprüfen		**Kreislauf?** Suche nach/Erkennen von Kreislaufzeichen	Kreislaufzeichen: normale Atmung, Husten oder Bewegungen
		Falls keine Kreislaufzeichen: Thoraxkompressionen beginnen	Betroffenen flach auf eine harte Unterlage legen, Brustkorb frei machen, 15 Thoraxkompressionen im Wechsel mit zwei Beatmungen durchführen

Reanimation von Kindern (< 8 Jahre)

Kind ist reglos		
Kind < 1 Jahr		**Kind 1–8 Jahre**
	Bewusstseinslage prüfen: lautes Ansprechen, leichtes Rütteln an der Schulter. Wenn bewusstlos: um Hilfe rufen	
	Atemwege freimachen: Kopf leicht überstrecken, Kinn anheben. Falls möglich, Notruf absetzen lassen	
	Atmung überprüfen: Sehen, hören, fühlen (nicht länger als insgesamt 10 sek). Bei normaler Atmung: Seitenlage, Atmung überwachen	
Mund zu Mund/ Mund zu Nase	Bei fehlender Atmung: **2 x beatmen.** Falls sich der Brustkorb nicht hebt, Atemwege nochmals freimachen, bis zu 5 Beatmungs-versuche, falls weiter erfolglos → Maßnahmen zum Freimachen der Atemwege	Mund zu Mund
Brachialispuls tasten	**Suche nach Kreislaufzeichen:** normale Atmung, Husten oder Bewegungen (nicht länger als insgesamt 10 sek)	Karotispuls tasten
2 Finger auf untere Sternumregion, 1/3 Thoraxtiefe kompri-mieren, Frequenz 100/min à 5 : 1	Falls keine Kreislaufzeichen: **5 Thoraxkompressionen** **CPR fortsetzen** Nach 1 min, falls bisher noch nicht geschehen, Notruf absetzen.	Handballen einer Hand auf untere Sternumregion 1/3 Thoraxtiefe kompri-mieren, Frequenz 100/min à 5 : 1

4
Erweiterte Notfallmaßnahmen

Venöser Zugang

Ein venöser Zugang wäre bei bestimmten Notfallsituationen (insbesondere zum Beispiel beim anaphylaktischen Geschehen) zwar hilfreich, die Realität zeigt aber, dass der Zahnarzt aufgrund seiner fehlenden Übungs- und Erfahrungsmöglichkeiten (die Masse aller Zahnärzte hat lediglich während des Studiums einen bis zwei Kommilitonen punktiert) sich mit diesem Thema eher schwertut und meistens auch unnötig belastet.

Problematisch wegen fehlender Erfahrung des Zahnarztes

Angesichts von bundesweiten durchschnittlichen Hilfsfristen bis zum Eintreffen eines Rettungswagens von 7,8 Minuten lässt sich die Mehrzahl aller Notfälle für den Zahnarzt mit Allgemeinmaßnahmen oder alternativ applizierten Medikamenten zumindest soweit »über die Zeit retten« bis Profi-Retter die Verantwortung übernehmen.

Kommt es zum »maximalen GAU« mit einem Herz-Kreislauf-Stillstand, so stehen hier lebensrettende Basis-Reanimationsmaßnahmen vor allen venösen Venenwegen im Vordergrund!

Notfallkoffer-Utensilien für venösen Zugang

Aus forensischen Gründen sollte der Notfallkoffer aber in jedem Fall die notwendigsten Utensilien für einen Venenweg enthalten:

- Plastiverweilkanülen (Braunülen, Vygonülen) und/oder Flügelinfusionsbestecke (Butterfly, Abb. 36)

- Infusionsbesteck

- Infusion (zum Beispiel 500 ml Ringer-Laktat)

- Fixierungsmaterial (zum Beispiel Braunülenpflaster, Leukosilk)

- Plastikverweilkanülen stehen in unterschiedlichen, farbkodierten Längen und Lumina zur Verfügung (siehe Tabelle 10).

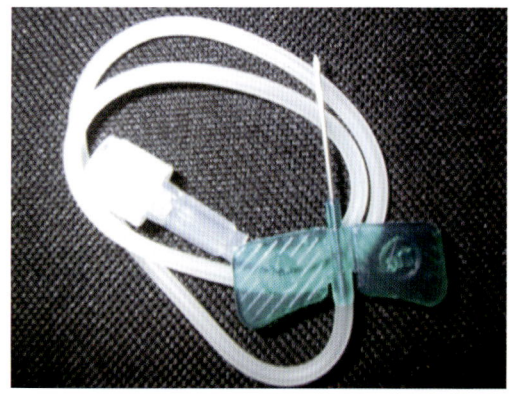

Abb. 36
Flügelinfusionsbesteck: Butterfly

Durchmesser und Durchflussraten von Verweilkanülen						
Gauge	22 G	20 G	18 G	17 G	16 G	14 G
Farbe	blau	rosa	grün	weiß	grau	braun
Außendurchmesser (mm)	0,8	1,0	1,2	1,4	1,7	2,0
Innendurchmesser (mm)	0,6	0,8	1,0	1,2	1,4	1,7
Durchfluss ml/min						
wässrige Infusion	31	54	80	125	180	270
Blut	18	31	45	76	118	172

Tab. 10
Durchmesser und Durchflussraten von Verweilkanülen

Die Plastikverweilkanülen bestehen aus einer inneren Metallkanüle und einer äußeren Plastikkanüle, der innere Metallteil dient nur zur Punktion, der äußere zum Verweilen in der Vene.

Plastikverweil-
kanülen

Der periphere venöse Zugang erfolgt am einfachsten über die Punktion einer Armvene, dabei stehen die Venen der Ellenbeuge sowie die Venen des Vorderarms und des Handrückens zur Verfügung.

Peripherer
venöser Zugang

Durchführung

- Stauung am Oberarm mit Blutdruckmanschette oder Stauschlauch
- Punktionsstelle desinfizieren.

- Nach rascher Durchstechung der Haut wird zunächst nur die Spitze der Metallkanüle in die Vene eingeführt (bei erfolgreicher Punktion muss Blut im Kanülenkopf sichtbar werden) und dann nur so weit vorgeschoben, dass auch der Plastikanteil sicher in der Vene liegt (Abb. 37a).

- Dann wird die Metallkanüle unter gleichzeitigem Vorschieben der Plastikhülse zurückgezogen, eine Perforation der Vene durch die Plastikkanüle ist praktisch kaum möglich (Abb. 37c).

- Sichere Lage der Venenverweilkanüle überprüfen und fixieren!

- Infusion anschließen (Abb. 37f).

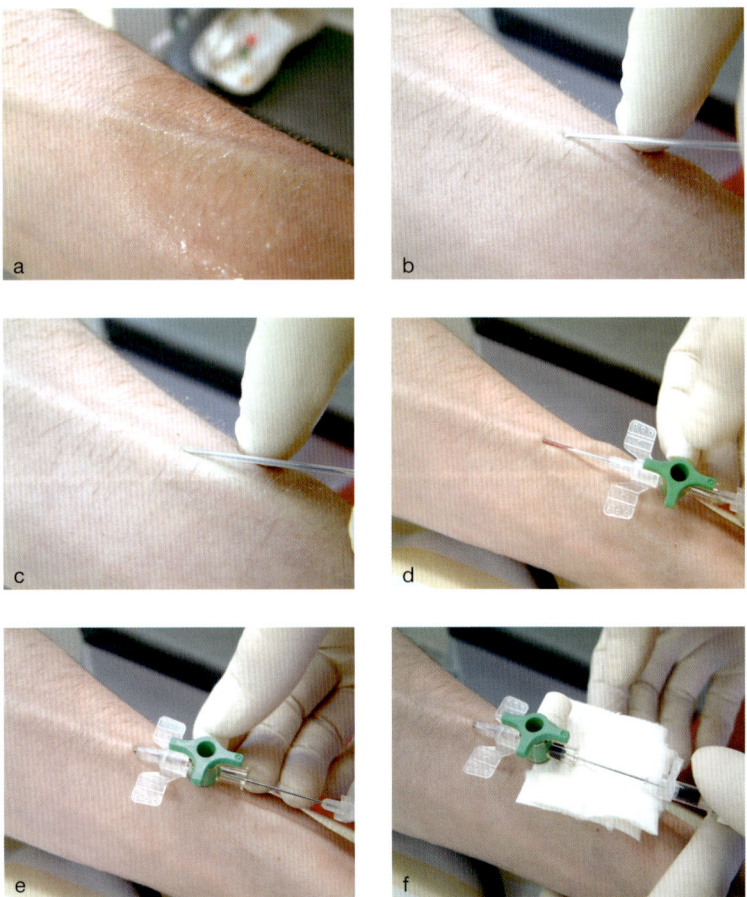

Abb. 37a bis f
Legen einer Venenverweilkanüle (Abdruck mit freundlicher Genehmigung der Feuerwehr Lüdenscheid, Bernd Manthey)

Pulsoxymetrie

Unter Oxymetrie versteht man die spektralphotometrische Messung der Sauerstoffsättigung, ein Verfahren, das sich die unterschiedlichen Absorptions- und Reflektionseigenschaften des Hämoglobins und seiner verschiedenen Derivate zunutze macht.

Messung der Sauerstoffsättigung

Dazu wird über eine Lichtquelle Licht mit genau definierten Wellenlängen durch das Messorgan (zum Beispiel Fingerbeere, Ohrläppchen) gesendet und auf der gegenüberliegenden Seite mittels eines Photodetektors die Veränderungen gemessen.

Vorgehen

Beim Pulsoxymeter (Abb. 38) erfolgt die Messung des Sättigungsgrads des Hämoglobins immer nur während der Pulswelle. Die Pulsoxymetrie ermöglicht es, als einfaches, nichtinvasives Verfahren, Störungen der aktuellen peripheren Sauerstoffsättigung bereits dann zu erkennen, wenn noch keine klinisch sichtbaren Veränderungen (zum Beispiel Zyanose) vorhanden sind.

Messung während der Pulswelle

Alle Pulsoxymeter zeigen kontinuierlich die errechnete Sauerstoffsättigung und die aktuelle Herzfrequenz an, letztere wird auch durch einen Piepton hörbar gemacht. Somit eignet sich ein Pulsoxymeter auch sehr gut zum Monitoring der Herzfrequenz.

Angabe von Sauerstoffsättigung und Herzfrequenz

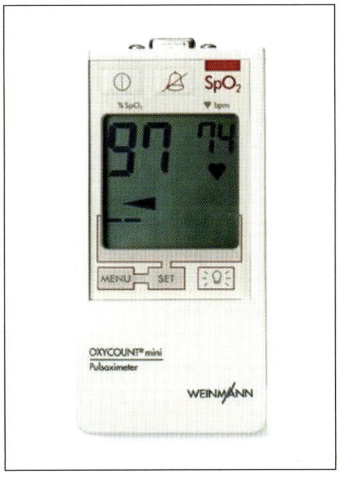

Abb. 38
Pulsoxymeter

Indikation

- alle Formen der Atemstörungen

- als Screeningmaßnahme bei allen Risiko- oder Notfallpatienten

- als Pulsmonitoring

Technik

- Grundsätzlich soll die Anbringstelle auf nackter, sauberer und unbeschädigter Haut liegen.

- als Fingersensor (Fingerbeere)

- als Ohrsensor (Ohrläppchen)

!

> *Normalwerte:*
>
> Die arterielle Sauerstoffsättigung liegt normalerweise bei 95 bis 100 Prozent.

Fehlermöglichkeiten

- Bei RR-Werten unter 60 mmHg systolisch ist in der Regel keine Messung mehr möglich.

- Bei ausgeprägtem Hb-Abfall (< 8 g/dl) ist keine korrekte Messung möglich.

- Mit abnehmender peripherer Körpertemperatur und zunehmender Zentralisation kann das Pulssignal nicht ausreichend registriert werden.

- beim Vorliegen pathologisch erhöhter HbCO-Konzentrationen (zum Beispiel bei Rauchgasvergiftung)

- Suizidversuche mit Autoabgasen, falsch hohe Angaben!

EKG-Monitoring

Das EKG-Monitoring dient der Überwachung der Kreislaufsituation eines Patienten, insbesondere der raschen Erkennung und Behandlung von akuten Herzrhythmusstörungen.

Überwachung der Kreislaufsituation

Da das Monitoring aber lediglich Informationen über die Pulsfrequenz und über aktuelle Herzrhythmusstörungen liefern kann und nur indirekt eine Beurteilung der klinischen Relevanz dieser Störungen erlaubt, ist das entscheidende Kriterium für die Beurteilung der Patientensituation daher nicht das EKG, sondern vor allem der klinische Zustand des Patienten.

Informationen zu Pulsfrequenz und aktuellen Herzrhythmusstörungen

Entscheidend ist klinischer Zustand des Patienten

Indikationen

- bei jedem Eingriff mit Narkose

- bei allen größeren Eingriffen bei Risikopatienten

Für die Überwachung ist es zweckmäßig, die Elektroden so zu platzieren, dass die Aktionsspannung mit günstiger Kurvenform (positive R-Zacke) und ausreichender Amplitude störungsfrei abgeleitet werden kann. Der größte Ausschlag wird dargestellt, wenn die Elektroden ober- und unterhalb des Herzens auf der elektrischen Achse angebracht sind.

Platzierung der Elektroden

In aller Regel besitzen die Monitore eine dreiadrige, seltener eine fünfpolige Ableitung.

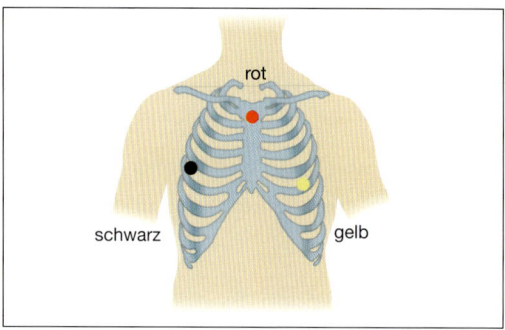

Abb. 39
Mögliche Lage der Elektroden bei dreiadriger Ableitung

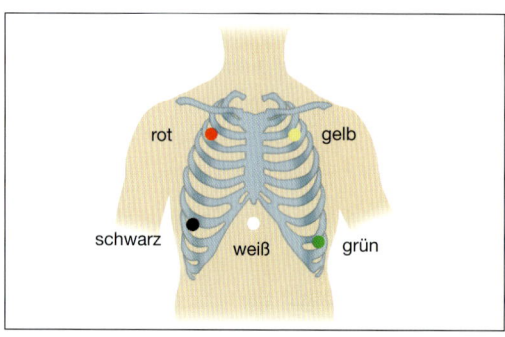

Abb. 40
Mögliche Elektrodenplatzierungen bei Verwendung fünfadriger Kabel

Der EKG-Monitor erlaubt grundsätzliche Aussagen über die Herzfrequenz sowie über aktuelle Herzrhythmusstörungen. Einige grundlegende Rhythmusformen sind in Tabelle 11 dargestellt.

Vorgehen

Herzfrequenz

1. Beurteilung der Herzfrequenz:
   - bradykard? (< 60/min)
   - normofrequent (60–100/min)
   - tachykard (> 100/min)

Rhythmus

2. Rhythmus
   - regelmäßig?
   - unregelmäßig?

Kurvenverlauf

3. EKG-Kurvenverlauf im Monitor?
   - schmale QRS-Komplexe?
   - breite QRS-Komplexe?

Herzfrequenzen

Bezeichnung	Charakteristika	Abbildung
Normofrequenter Sinusrhythmus	▪ regelrechte P-Wellen und QRS-Komplexe ▪ regelrechter Abstand zw. P und QRS ▪ Frequenz 60–100/min	
Sinustachykardie	▪ QRS-Komplexe schlank, regelmäßig ▪ P-Wellen gehen meist in T-Wellen unter ▪ Frequenz >100/min	
Ventrikuläre Tachykardie	Breite, meist regelmäßige QRS-Komplexe ▪ P-Wellen und isoelektrische Linie nicht erkennbar	
Sinusbradykardie	▪ normale P-Wellen und schmale QRS-Komplexe ▪ normaler Abstand zwischen P und QRS ▪ Frequenz < 60/min	
Kammerersatzrhythmus	Frequenz ca. um 40/min (auch höher möglich) ▪ breite, gleichförmige QRS-Komplexe ▪ keine P-Wellen sichtbar ▪ Puls tastbar	
Ventrikuläre Extrasystolie (VES) *Als Couplet (Doppel-VES)*	▪ Zwischendurch verbreiterte QRS-Komplexe (schenkelblockartig deformiert); fehlende vorangehende P-Welle	
Vorhofflimmern	QRS-Komplexe gleichförmig-schlank ▪ QRS-Abstände meist unregelmäßig ▪ P-Wellen nicht erkennbar	
Kammerflimmern	ungeordnete Flimmerwellen ▪ kein QRS-Komplex oder P-Welle vorhanden ▪ kein Puls tastbar	
Asystolie	isoelektrische Null-Linie ohne Aktivität	Herz-Kreislauf-Stillstand!
Schrittmacher-EKG	▪ Spike (scharfer, schmaler Ausschlag) vor QRS ▪ QRS-Komplexe schenkelblockartig verbreitert ▪ eventuell zwei Spikes sichtbar (DDD-SM)	

Tab. 11
Rhythmusformen von Herzfrequenzen

Frühdefibrillation mit automatisierten externen Defibrillatoren (AED)

Bei zirka 40 bis 50 Prozent aller Patienten, bei denen vom Rettungsdienst ein Reanimationsversuch unternommen wird, liegt bei der ersten Rhythmusanalyse Kammerflimmern vor. Insgesamt wird die Häufigkeit von Kammerflimmern als Ursache für den plötzlichen Herztod
sogar auf bis zu 75 Prozent geschätzt.

Kammerflimmern häufig Ursache für plötzlichen Herztod

Da die elektrische Defibrillation als einzige effektive Maßnahme möglichst früh erfolgen muss (jede Minute, die später defibrilliert wird,
senkt die Überlebenswahrscheinlichkeit um zirka zehn Prozent) soll
die Durchführung der Defibrillation nicht mehr auf den ärztlichen
Bereich beschränkt bleiben, sondern zumindest von jedem Mitarbeiter
im Rettungsdienst bis hin zu entsprechend ausgerüsteten Bereitschaf-
ten und auch für entsprechend geschulte medizinische Laien (zum
Beispiel Sicherheitspersonal in Flughäfen, Polizisten, Feuerwehrleute)
ermöglicht werden.

Frühe elektrische Defibrillation einzige effektive Maßnahme

Realisiert werden kann dieses Ziel der Frühdefibrillation nur durch entsprechend sichere halbautomatische oder voll automatisierte Defibrillatoren (AED-Geräte – automatisierte externe Defibrillatoren), die dem
Ersthelfer das Problem der EKG-Analyse abnehmen und nur dann die
Defibrillation freigeben, wenn das Gerät mit sehr hoher Treffsicherheit
(> 95 Prozent) die Diagnose Kammerflimmern oder eine defibrillations-
pflichtige Kammertachykardie gestellt hat.

Zur Frühdefibrilla-tion sind halb-/voll-automatisierte Geräte notwendig

Die einzige Feststellung, die der Anwender von AED-Geräten noch
treffen muss, ist die Diagnose eines Kreislaufstillstandes.

Kreislaufstillstand diagnostizieren

Nicht empfohlen wird die Anwendung von AED-Geräten bei Kindern
unter acht Jahren.

Neuere biphasische Defibrillatoren (einem positvem Stromstoß folgt eine negativer Impuls) scheinen den konventionellen monophasischen Defibrillatoren (nur ein positiver Stromimpuls) insofern überlegen zu sein, dass die Defibrillationserfolge bei insgesamt niedrigerer Stromstärke (zum Beispiel 150 J statt 200 bis 360 J) gleich sind, die thermische Belastungen des Myokards aber geringer sind.

Biphasische
Defibrillatoren

Reanimationsmaßnahmen bei sofort verfügbarem AED

Beurteilung des Patienten

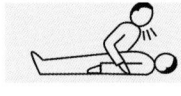

- Prüfen Sie das Bewusstsein: Rütteln Sie den Patienten leicht an der Schulter und fragen Sie laut: »Geht es Ihnen gut?«

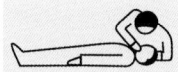

- Machen Sie die Atemwege frei; überstrecken Sie den Kopf und heben Sie das Kinn an. Prüfen Sie die Atmung.

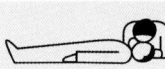

- Atmet der Patient nicht, alarmieren Sie den Rettungsdienst (Notruf) und – falls noch nicht geschehen – schaffen Sie den AED herbei.

- Beatmen Sie zweimal effektiv.

Prüfen Sie auf Kreislaufzeichen. Für Laien heißt das: Sehen, fühlen und hören, ob der Patient normal atmet, hustet oder sich bewegt. Verwenden Sie nicht mehr als zehn Sekunden dafür.

2a. Zeigt der Patient Kreislaufzeichen
- Atmet der Patient, bringen Sie ihn in die stabile Seitenlage.
  Atmet der Patient nicht, beginnen Sie mit der Atemspende und wiederholen Sie die Prüfung auf Kreislaufzeichen jede Minute.

2b. Zeigt der Patient keine Kreislaufzeichen
- Bringen Sie die Elektroden an.
  Folgen Sie den Sprach-/Bildschirmanweisungen
  Stellen Sie sicher, dass niemand den Patienten berührt, während der AED den Herzrhythmus analysiert.

3a. Wird ein Schock empfohlen
- Stellen Sie sicher, dass niemand den Patienten berührt.

- Drücken Sie nach Anweisung den Defibrillationsknopf.

- Wiederholen Sie »Analyse« oder »Schock« nach Anweisung.

Wird zu irgendeinem Zeitpunkt »kein Schock empfohlen« siehe 3b. Kontrollieren Sie zwischen die ersten drei Schocks nicht auf Kreislaufzeichen. Nach drei Schocks kontrollieren Sie auf Kreislaufzeichen. Sind keine Kreislaufzeichen vorhanden:

- Führen Sie eine Minute eine kardiopulmonale Reanimation durch. Während dieser Zeit sollten keine Geräteanweisungen zu hören sein. Die Dauer der CPR wird durch das AED-Programm bestimmt.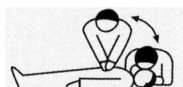

- Stoppen Sie die CPR nach einer Minute auf Geräteanweisung, damit die erneute Herzrhythmusanalyse erfolgen kann.

- Fahren Sie mit dem AED-Algorithmus den Sprach- und Bildschirmanweisungen folgend fort.

Sind Kreislaufzeichen vorhanden:

- Atmet der Patient, bringen Sie ihn in die stabile Seitenlage.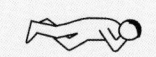

- Atmet er nicht, beginnen Sie mit der Atemspende und überprüfen jede Minute auf Kreislaufzeichen.

3b. Wenn kein Schock empfohlen wird
- Achten Sie auf Kreislaufzeichen.

- Sind keine Kreislaufzeichen vorhanden, führen Sie eine Minute lang Herzdruckmassagen durch. Während dieser Zeit sollten keine Geräteanweisungen zu hören sein. Die Dauer der CPR wird durch das AED-Programm bestimmt.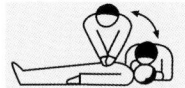

- Stoppen Sie die CPR nach einer Minute nach Geräteanweisung, damit die Rhythmusanalyse erfolgen kann.

Fahren Sie mit dem AED-Algorithmus den Sprach- und Bildschirmanweisungen folgend fort.

4. Folgen Sie den AED-Anweisungen bis weitere Hilfe verfügbar ist.

5

Spezielle Notfallsituationen

Einleitung

Im Folgenden werden einige für die Zahnarztpraxis relevante Notfallsituationen beschrieben und ihre Behandlungsmöglichkeiten in Kurzform dargestellt. Die Therapieschemata wurden dabei bewusst so gewählt, dass die Maßnahmen, die auch vom notfallmedizinisch ungeübten Zahnarzt oder seinen Mitarbeitern ohne aufwändige invasive Methoden durchgeführt werden können, im Vordergrund stehen.

Übersicht

Akutes Koronarsyndrom

Anaphylaktischer Schock

Angina pectoris

Aspiration/Bolusgeschehen

Asthma bronchiale – akuter Asthmaanfall

Bluthochdruck/hypertensive Krise

Blutungen

Elektrounfall

Herzinfarkt

Herz-Kreislauf-Stillstand

Herzrhythmusstörungen

Hyperventilationssyndrom (Hyperventilationstetanie)

Hypoglykämie

Krampfanfall

Lokalanästhesie, Nebenwirkungen und Zwischenfälle

Lungenödem/akute Herzinsuffizienz

Schlaganfall/Apoplex

Synkope

Akutes Koronarsyndrom

siehe auch Angina pectoris S. 135

siehe auch Herzinfarkt S. 147 f.

Definition

Das akute Koronarsyndrom fasst die bisher gebräuchlichen Bezeichnungen instabile Angina pectoris und akuter Myokardinfarkt zusammen. Die Differenzialdiagnose dieser zwei Krankheitsbilder war bisher präklinisch anhand der Klinik sowieso nicht möglich, eine instabile Angina pectoris wurde auch bisher immer im Zweifelsfall wie ein akuter Myokardinfarkt behandelt.

Angesichts der doch heute im Notarztdienst üblicherweise vorhandenen 12-Kanal-EKG-Geräte wird aber doch spätestens der Notarzt versuchen, die Krankheitsbilder Angina pectoris und frischer Myokardinfarkt zu differenzieren:

Lassen sich im 12-Kanal-EKG (frische) ST-Hebungen erkennen, so spricht man vom STEMI = ST-Hebungsinfarkt. Ein solcher STEMI sollte umgehend (innerhalb maximal 90 min) einer perkutanen koronaren Intervention (PCI) in einem entsprechenden Zentrum zugeführt werden. Ist dieses Zeitfenster unwahrscheinlich, sollte entsprechend den Ein- und Ausschlusskriterien möglichst eine präklinische Lyse angestrebt werden.

STEMI = ST-Hebungsinfarkt

Symptome

Leitsymptom sind pektanginöse Beschwerden.

Therapeutische Maßnahmen

- Notruf
- Lagerung: Oberkörper angehoben
- Sauerstoffgabe

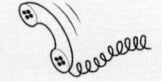
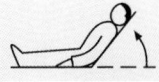

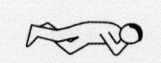
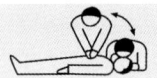

- beruhigender Zuspruch

- Monitoring beginnen (RR, pO_2, Monitor-EKG)

- Medikamente
  Nitroglycerin 0,8 mg sublingual zum Beispiel zwei Hübe
  Nitrolingual-Spray

- Monitoring erweitern – Notarzt: wenn möglich, 12-Kanal-EKG

Differenzialdiagnosen

- funktionelle Herzbeschwerden

- Lungenembolie

- akutes Abdomen

- Aortenaneurysmaruptur

- kardiale Vitien (zum Beispiel Aortenstenose)

- vertebragener Schmerz

- (Spontan)Pneumothorax

- Hiatushernie

Anaphylaktischer Schock/ Allergie

Ursachen

Allergische Reaktion auf Medikamente, wie:

- Lokalanästhetika

- Antibiotika

- jodhaltige Kontrastmittel

- kolloidale Volumenersatzlösungen

Allergische Reaktionen auf Fremdeiweiße und Polysaccharide wie:

- Insekten- und Schlangengifte

- Seren, Impfstoffe

- Organextrakte

Symptome

- akute Verschlechterung des Allgemeinzustandes

- Veränderung der Bewusstseinslage (Unruhe, Angst, Bewusstseins- eintrübung)

- Atemnot

- kühle, feuchte Haut

- Tachykardie

- Blutdruckabfall (systolischer Wert < 90 mmHg)

Stadium	Symptome
I	Schwindel, Kopfschmerzen, Tremor, Hautreaktion: zum Beispiel Erythem, Juckreiz, Ödem
II	Zusätzlich: Übelkeit, Erbrechen, Blutdruckabfall, Tachykardie, Atemnot
III	Zusätzlich: Bronchospasmus, Schock
IV	Herz-Kreislauf-Stillstand

Therapeutische Maßnahmen

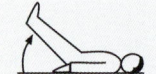

- Unterbindung weiterer Allergenzufuhr
- Lagerung: Schocklage, bei Bewusstlosigkeit stabile Seitenlage
- Freimachen und Freihalten der Atemwege
- Sauerstoffgabe
- Frühzeitig an Notruf denken!
- venöser Zugang (falls möglich)

Medikamente

Stadium I: Antihistaminika

Medikament	orale Gabe	intravenöse Gabe (langsam!)
Clemastin (z. B. Tavegil)	z. B. 20 ml Tavegil Sirup	z. B. 1 Amp. Tavegil
Dimetindin (z. B. Fenistil)	z. B. 20–40 Trp. Fenistil	z. B. 1 Amp. Fenistil

Stadium II: Kortison

Medikament	orale Gabe	intravenöse Gabe
Betamethason Dexamethason	z. B. 1 Fl. Celestamine = 30 ml aufschütteln und trinken lassen	z. B. Fortecortin mono 100 mg i. v.

Stadium III: Medikation bei Bronchospasmus

Medikament	orale Gabe	intravenöse Gabe
Fenoterol Dosieraerosol eventuell Adrenalin-Spray (s. u.)	z. B. 2–3 Hübe Berotec 100	– – – –
Theophyllin (z. B. Euphyllin)	z. B. Euphylong quick 200, 1–2 Brausetbl. auflösen	z. B. Euphylong 200 mg, 1 Amp. langsam i. v.

Stadium IV: Medikation bei Hypotonie, Schockzeichen: Adrenalin (vor allen anderen medikamentösen Maßnahmen)

Wirkstoff	Handelsname	Art der Applikation
Epinephrin-Ampullen zur i .v. Gabe	1 Amp. = 1 mg = 1 ml **Suprarenin** 1 : 1000	2–3 ml der auf 10 ml (1 ml Suprarenin + 9 ml NaCL 0,9 Prozent) verdünnten Amp. i. v.
Epinephrin zur i. m. Gabe als Fertigspritze oder aus Epinephrin-Ampullen bei schlechten Venenverhältnissen, zur Selbstmedikation gefährdeter Patienten	**Anapen** Autoinjector **Fastjekt** Autoinjector **Suprarenin** auf 2 ml mit NaCl verdünnen	1 Anapen 300 µg i. m. Fastjekt 1 ml i. m. Suprarenin: 1–2 ml der auf 2 ml verdünnten 1ml-Amp. i. m.
Epinephrin als Dosieraerosol (bei Quincke-Ödem, bei Bronchospasmus, als Alternative zur i. v. und i. m. Gabe)	**Primatene Mist** 1 Hub = 0,22 mg Adrenalin	Primatene Mist initial 2–4 Hübe

Wirkstoff	Handelsname	Art der Applikation
Epinephrin als Dosier-spray	**Infectokrupp Inhal** 1 Hub = 0,5 mg 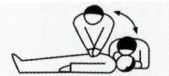	Infectokrupp Inhal 2–4 Sprühstöße tief in den Rachen

Stadium IV

Kardiopulmonale Reanimation

Angina pectoris

siehe auch akutes Koronarsyndrom S. 129 f.

siehe auch akutes Koronarsyndrom S. 129 f.

Schmerzbild, hervorgerufen durch Einengung oder Verschluss von Herzkranzgefäßen im Rahmen einer koronaren Herzkrankheit. Der Schmerz tritt typischerweise dann auf, wenn infolge einer körperlichen oder seelischen Belastung ein Missverhältnis zwischen Sauerstoffbedarf und Sauerstoffangebot entsteht.

Definition

Symptome

- Druckgefühl in der Brustmitte oder unter dem Brustbein, eventuell ausstrahlend in Hals, Schultern, Arme, Unterkiefer, Oberbauch
- Angst- und Beklemmungsgefühl
- eventuell Atemnot

Therapeutische Maßnahmen

- Lagerung: Oberkörper erhöht
- Sauerstoffgabe über Nasensonde, 4 bis 6 l O_2/min
- beruhigender Zuspruch
- Notruf

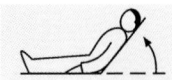
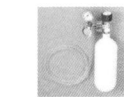
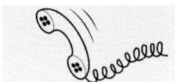

Medikamente

Nitroglycerin 0,8 mg sublingual, zum Beispiel zwei Hübe Nitrolingual-Spray sublingual (gegebenenfalls nach fünf bis zehn Minuten wiederholen)

Weiteres Vorgehen

Krankenhauseinweisung veranlassen, gegebenenfalls mit Notarztbegleitung!!! Jede Angina pectoris, die sich nicht unmittelbar durch oben genannte Maßnahmen deutlich verbessern beziehungsweise beseitigen lässt, muss bis zum Beweis des Gegenteils (das heißt in der Klinik durch EKG und Herzenzyme) als Herzinfarktverdacht bewertet werden!

Aspiration/Bolusgeschehen

Eindringen eines Fremdkörpers in die Atemwege, insbesondere in die Luftröhre oder die Bronchien, jedoch noch ohne diese zu verschließen.

Bolus

Extremste Form der Fremdkörperaspiration, wobei durch den Fremdkörper die oberen Luftwege partiell oder komplett verschlossen werden. Lebensbedrohliches Geschehen!

Symptome

- heftiger Hustenreiz
- Atemnot

Bolusgeschehen

- Unfähigkeit zu sprechen und zu atmen
- zunehmende Zyanose
- krampfhafte Atemversuche
- eventuell sofortiger Kreislaufstillstand durch vasovagale Reflexe

Therapeutische Maßnahmen

- Den Betroffenen zum kräftigen Husten auffordern!
- Schläge auf den Rücken im Stehen oder Sitzen durchführen (drei bis vier harte, kurz hintereinander ausgeführte Schläge mit der flachen Hand zwischen die Schulterblätter). Der Oberkörper des Betroffenen sollte dabei möglichst nach unten hängen! (Abb. 41)

- Sauerstoffgabe über Nasensonde, 4 bis 6 l O_2/min
- beruhigender Zuspruch
- bei Erfolglosigkeit Durchführung des Heimlich-Handgriffs (Abb. 42)

Lebensbedrohliches Geschehen

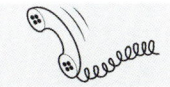
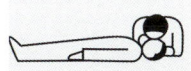

- Notruf

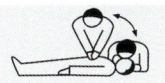

- falls erforderlich: Herz-Lungen-Wiederbelebung

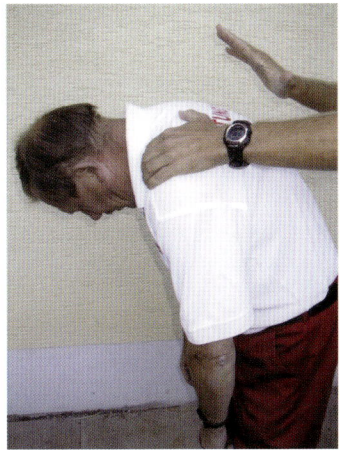

Abb. 41
Aspiration: klopfen

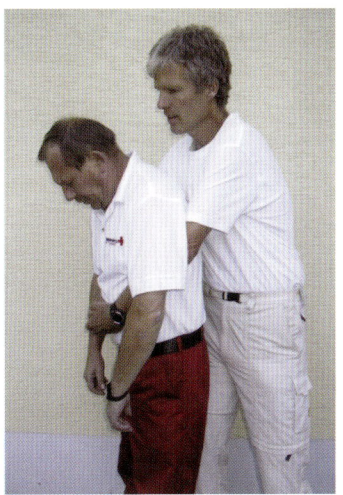

Abb. 42
Heimlich-Handgriff

Asthma bronchiale – akuter Asthmaanfall

Definition

Akuter Anfall von Atemnot, hervorgerufen durch eine ganz oder teilweise reversible Atemwegsobstruktion infolge von bronchialer Übererregbarkeit mit Bronchospasmus, übermäßiger Schleimsekretion und Bronchialwandödem. Diese pathologischen Vorgänge bewirken einen massiven Anstieg des Strömungswiderstands in den Atemwegen, so dass die Lungen- und Thoraxelastizität für eine genügende Exspiration nicht mehr ausreichen.

Symptome

- anfallsartig auftretende Atemnot, eventuell nach bekannten auslösenden Faktoren

- Hustenanfälle (quälender Reizhusten) mit zunehmender Atemnot

- verlängerte, keuchende (pfeifende) Ausatmung

- Unruhe, Angst, aufrechte Haltung des Oberkörpers

- Haut schweißnass, kalt, blaugrau

- schneller Puls

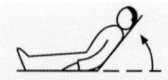

Therapeutische Maßnahmen

- Lagerung: Oberkörper erhöht, nach Möglichkeit sitzend

- Aufstützen der Arme ermöglichen (zum Einsatz der Atemhilfsmuskulatur)

- Sauerstoffgabe über Nasensonde, 4 bis 6 l O_2/min

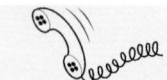

- beruhigender Zuspruch

- venöser Zugang (falls möglich)

Medikamente

Sofern noch möglich und nicht bereits zu häufig vom Patienten durchgeführt, Anwendung von Aerosolen:

- β_2-Sympathomimetika: Salbutamol 1 Hub = 0,1 mg (zum Beispiel 2
  bis 3 Hübe Sultanol) oder Fenoterol 1 Hub = 0,1 mg (zum Beispiel 2
  bis 3 Hübe Berotec 100)

- Theophyllin (zum Beispiel Euphylong quick 200 Brausetbl. – 1 bis 2
  Tbl. auflösen und trinken lassen oder Euphylong 200 mg 1 Amp.
  langsam i. v.)

- Kortikosteroide (zum Beispiel Dexamethason 40 bis 100 mg i. v.
  oder Fortecortin 40/100 mg i. v.

> Jeder Asthmaanfall, der sich durch oben genannte Maßnahmen
> nicht unmittelbar deutlich verbesssern beziehungsweise beseitigen
> lässt, bedarf der notärztlichen Behandlung!

!

Bluthochdruck/hypertensive Krise

Definition

Blutdruckwerte von systolisch > 160 mmHg und diastolisch > 95 mmHg werden als hyperton bezeichnet. Bei zirka 25 Prozent der Bevölkerung finden sich derartige Werte, die aber – abgesehen von den Langzeitschäden – meist keine Symptome hervorrufen.

Hypertone/hypertensive Krise

In dem Moment, in dem man aber neben stark erhöhten Blutdruckwerten (zum Beispiel systolisch > 200 mmHg, diastolisch > 105 mmHg) auch Zeichen einer bedrohlichen Organstörung beobachten kann, liegt ein echter Notfall vor, man spricht von einer hypertonen oder hypertensiven Krise.

Symptome

Zentrale Symptome

- Kopfschmerzen, Schwindel

- Brechreiz, Erbrechen

- Flimmern vor den Augen, Sehstörungen

- Müdigkeit, Apathie, Bewusstseinsverlust

Kardiale Symptome

- Angina pectoris

- Ruhedyspnoe, Lungenödem

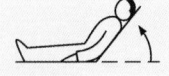

Therapeutische Maßnahmen

- Lagerung: Oberkörper erhöht

- beruhigender Zuspruch

- Sauerstoffgabe über Nasensonde 4 bis 6 l O_2/min

Medikamente

Nitroglycerin 0,8 mg sublingual zum Beispiel zwei Hübe Nitrolingual-Spray sublingual gegebenenfalls nach fünf bis zehn Minuten wiederholen. Überwachung von Puls und RR, falls keine rasche Besserung: Krankenhauseinweisung veranlassen gegebenenfalls mit Notarztbegleitung.

Blutungen

Definition

Die Ursachen für Blutungen können unterschiedlichster Art sein, alle haben jedoch eine Verminderung des zirkulierenden Blutvolumens mit entsprechenden pathophysiologischen Abläufen zur Folge.

Die Gesamtblutmenge des Menschen entspricht in etwa neun Prozent seines Körpergewichts, das heißt ein 70 kg schwerer Mensch besitzt ein Blutvolmen von zirka 6,3 l.

Volumenmangel-
schock

Mit dem Auftreten eines Volumenmangelschocks ist ab einer Verminderung des zirkulierenden Blutvolumens von zirka 20 Prozent zu rechnen. Die erste Reaktion des Körpers auf einen Blutverlust ist die Umverteilung des noch vorhandenen Blutes auf lebenswichtige Organe (Gehirn, Herz, Lunge) mittels Engstellung der peripheren Gefäße (Zentralisation). Gleichzeitig wird über eine Sympathikusstimulation eine Tachykardie ausgelöst.

Symptome

Eine bedrohliche Blutung liegt vor, wenn

- das Blut aus der Wunde spritzt (arterielle Blutung),
- der Blutverlust offensichtlich ein größeres Ausmaß annimmt (Blutlache, deutlicher Blutfluss),
- die Blutung länger als fünf Minuten anhält.

Schockzeichen

- Blässe (»wachsweißes Aussehen«), Frieren, Kaltschweißigkeit
- schneller Puls
- Kollapsneigung, Kreislaufzusammenbruch
- Unruhe, im fortgeschrittenen Stadium Bewusstseinsverlust

Therapeutische Maßnahmen

- Blutstillung:
  Grundsätzlich gilt, dass sich jede Blutung aus einer sichtbaren Wunde durch genügend starken Druck von außen auf die Blutungsquelle, also durch Maßnahmen wie Abdrücken, Druckverband und Abbinden, stillen lässt.

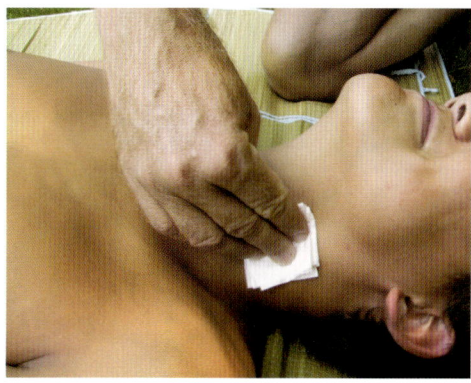

Abb. 43a und b
Blutstillung durch Druckauflage

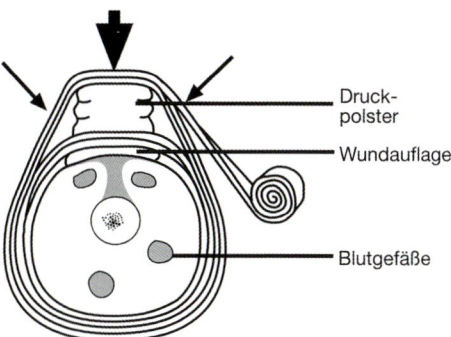

Abb. 43b

- Sofern möglich, den blutenden Körperteils hoch halten, wodurch die Blutung bereits deutlich verringert werden kann.

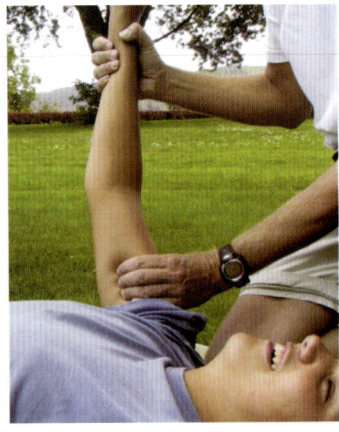

Abb. 44
Blutstillung durch Abdrücken
des Oberarms

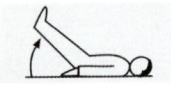

- Schocklagerung:
  Den Betroffenen dazu in die flache Rückenlage bringen und seine
  Beine anheben (dadurch kommt es zu einem vermehrten Rückfluss
  des Blutes zum Herzen). Beine in dieser Stellung halten oder abstüt-
  zen.

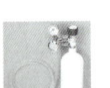

- Sauerstoffgabe über Nasensonde 4 bis 6 l O_2/min

- venöser Zugang (falls möglich) Ringer-Lactat-Lösung

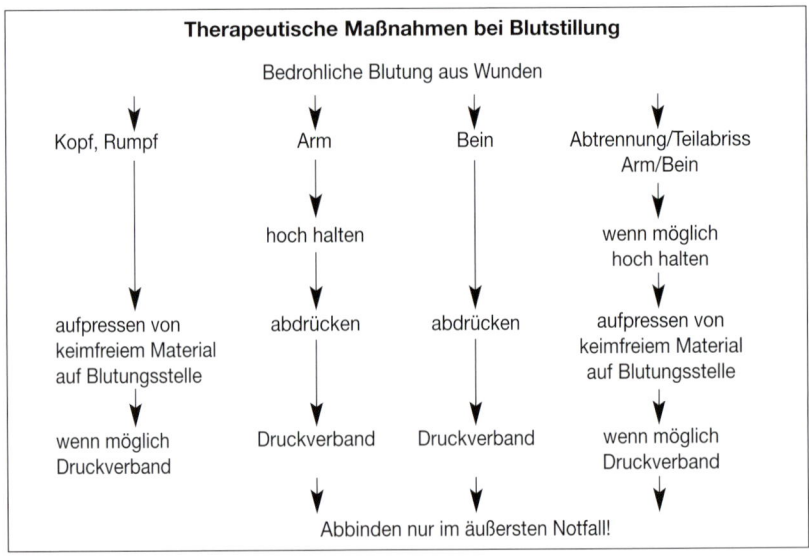

Abb. 45
Therapeutische Maßnahmen zur Blutstillung

Elektrounfall

Definition

Direkter Körperschluss zwischen zwei Punkten, zwischen denen eine elektrische Spannung besteht. Da die Stromnetze in der Regel mit einem Leiter geerdet sind, genügt auch die Berührung der nicht geerdeten Phase, um einen Stromdurchfluss durch den menschlichen Körper hervorzurufen. Die Folgen der Stromeinwirkung sind abhängig von Stromart (Gleich-, Wechselstrom), Spannung, Stromfrequenz (die im Haushalt üblichen 50 Hz sind für das Herz besonders gefährlich), Widerstand an den Stromübertrittstellen (zum Beispiel feuchte Haut zirka 100 Ohm, trockene, dicke Haut zirka 10000 Ohm), Stromweg durch den Körper und Einwirkungszeit.

Niederspannungsunfälle (Spannung bis 1000 V) verlaufen zu zirka drei Prozent tödlich, Hochspannungsunfälle (Spannung > 1000 V) zu 30 Prozent!

Symptome

- Patient »klebt« eventuell durch Muskelkrämpfe an der Stromquelle.

- Bewusstseinsstörung bis Bewusstlosigkeit

- Herzrhythmusstörungen

- eventuell Herz-Kreislauf-Stillstand (in zirka 70 Prozent durch Kammerflimmern bedingt)

- eventuell Atemstillstand

- Verbrennungen I. bis III. Grades (Strommarken)

Therapeutische Maßnahmen

Basismaßnahmen

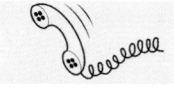 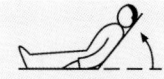

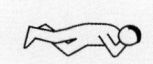 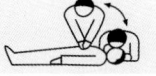

- Lagerung in Abhängigkeit von der Bewusstseinslage:
  Oberkörper hoch oder stabile Seitenlage

- Sicherung der Vitalfunktionen:
  Falls erforderlich Reanimation/Defibrillation

- Sauerstoffgabe

- Wärmeerhaltung

Herzinfarkt

siehe auch akutes Koronarsyndrom S. 129 f.

Untergang von Herzmuskelgewebe durch Sauerstoffmangel, meist auf dem Boden einer stenosierenden Koronarsklerose. Die akute Unterbrechung der Sauerstoffversorgung erfolgt durch den Verschluss mindestens eines Koronargefäßes, wobei in über 90 Prozent der Fälle ein thrombotisches Geschehen als Auslöser gesehen werden kann.

Definition

Die Prähospitalphase ist die gefährlichste Phase des Herzinfarktes, rund 50 Prozent der Todesfälle, die durch den Infarkt bedingt werden, ereignen sich innerhalb der ersten 15 Minuten, weitere 30 Prozent der Todesfälle treten im Zeitraum 15 bis 60 Minuten nach dem Infarkt auf!

Prähospitalphase

Symptome

- Beginn oft wie ein Angina-pectoris-Anfall
- Engegefühl, starke Schmerzen in der Brust, oft Ausstrahlung in die Arme (linker Arm bevorzugt) oder in den Hals
- Unruhe, (Todes-)Angst
- oft Atemnot
- oft Übelkeit und Erbrechen
- oft Schockzeichen: Blässe, kalter Schweiß, schneller und schwacher Puls

Therapeutische Maßnahmen

- Notruf (Notarzt!)
- Lagerung mit leicht erhöhtem Oberkörper
- Beruhigung
- Kontrolle von Bewusstsein, Atmung und Puls
- Sauerstoffgabe über Nasensonde 4 bis 6 l O_2/min

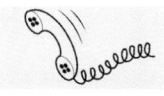
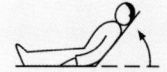

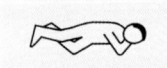
- bei Bewusstlosigkeit: stabile Seitenlage

- bei Atemstillstand: Atemspende

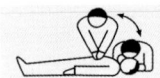
- bei Kreislaufstillstand: Herz-Lungen-Wiederbelebung

- schnellstmögliche Anwendung eines Defibrillators

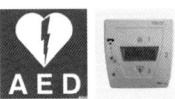

Medikamente

Nitroglycerin 0,8 mg sublingual zum Beispiel zwei Hübe Nitrolingual-Spray sublingual, gegebenenfalls nach fünf bis zehn Minuten wiederholen.

Keine i. m. Injektionen (sonst später keine Fibrinolyse mehr möglich!)

Herz-Kreislauf-Stillstand

Unfähigkeit des Herzens, ein effektives Auswurfvolumen zu fördern mit **Definition** unmittelbarer Unterbrechung der Blutzirkulation und plötzlicher Mangelversorgung aller Organe mit oxygeniertem Blut. Hauptursachen sind kardiale Störungen insbesondere die tachykarden pulslosen Herzrhythmusstörungen (Kammerflimmern) und die Asystolie.

Symptome

- Bewusstlosigkeit nach etwa sechs bis zwölf Sekunden, eventuell vorher kurzfristige generalisierte Krämpfe

- Atemstillstand nach etwa 30 bis 60 Sekunden

- Pulslosigkeit

- weite, lichtstarre Pupillen nach zirka 30 bis 45 Sekunden

Therapeutische Maßnahmen

- Notruf

- kardiopulmonale Reanimation

- Flachlagerung
  - Atemwege freimachen
  - Beatmung
  - Herzdruckmassage
  - Einsatz eines Defibrillators (AED-Gerät)

Atemwege freimachen

Beatmung

Circulation (Herz-Lungen-Wiederbelebung)

Herzrhythmusstörungen

Bradykardien

Absinken der Herzfrequenz < 60/min

Ursachen   Ursachen können sein: Vagotonie, KHK, Medikamenteneinnahme (Betablocker, Digitalis), Schrittmacherdefekt, Störungen im Reizleitungssystem des Herzens und andere. Behandlungsbedürftigkeit ist nur dann gegeben, wenn sich hämodynamische Auswirkungen bemerkbar machen!

Symptome

- Schwindel

- Übelkeit, Erbrechen

- Bewusstseinsstörungen bis hin zur Bewusstlosigkeit (Adam-Stokes-Anfall)

- Zeichen der Herzinsuffizienz

Therapeutische Maßnahmen

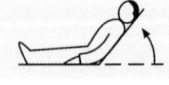 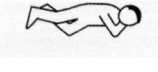
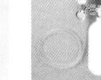

- Lagerung in Abhängigkeit von der Bewusstseinslage:
  Oberkörper hoch oder stabile Seitenlage

- Sauerstoffgabe

- Überwachung des Blutdrucks

- beruhigender Zuspruch

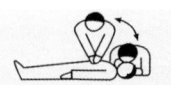

Bei Pulslosigkeit

- Herz-Lungen-Wiederbelebung

Tachykardien

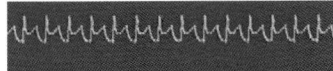

Steigerung der Herzfrequenz > 100/min

Die Ursachen können extrakardial bedingt (zum Beispiel vegetative Dysfunktion, Fieber, Volumenmangel, psychische oder körperliche Belastung, Schmerz etc.) oder kardial ausgelöst sein (zum Beispiel Herzinsuffizienz, Kardiomyopathie, KHK, Herzinfarkt und andere).

Ursachen

Die obere tolerierbare Frequenzgrenze ist abhängig von Alter und Funktionszustand des Koronarsystems. Gesunde Jugendliche können deshalb Frequenzen von 220 bis 240/min noch verkraften, bei älteren, kardial vorgeschädigten Patienten kann diese Grenze dagegen bereits bei 160/min liegen. Behandlungsbedürftigkeit ist nur dann gegeben, wenn sich hämodynamische Auswirkungen bemerkbar machen!

Behandlungsbedürftigkeit

Symptome

- Herzrasen

- Unruhe, Angstzustände

- Schwindel

- Atemnot

- im Extremfall Bewusstlosigkeit, funktioneller Herz-Kreislauf-Stillstand

Therapeutische Maßnahmen

- Lagerung in Abhängigkeit von der Bewusstseinslage: Oberkörper hoch oder stabile Seitenlage

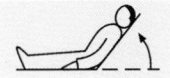

- Sauerstoffgabe über Nasensonde, 4 bis 6 l O_2/min

- Überwachung von RR

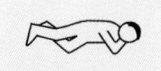

- beruhigender Zuspruch

- Valsalva-Pressversuch (Abb. 46)

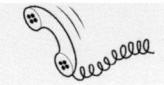

- Karotisdruckversuch

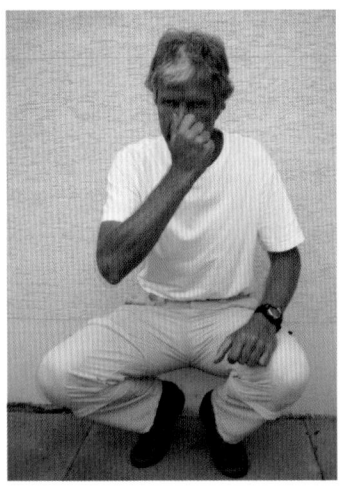

Abb. 46
Valsalva-Pressversuch

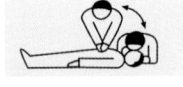

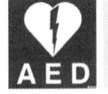

Bei Pulslosigkeit

- Herz-Lungen-Wiederbelebung
- Einsatz eines Defibrillators (AED-Gerät)

Hyperventilationssyndrom (Hyperventilationstetanie)

Definition

In der Regel durch seelische Ursachen ausgelöste erhebliche Steigerung der Atemtätigkeit, in erster Linie über eine Erhöhung der Atemfrequenz. Dabei wird vermehrt CO_2 abgeatmet, eine über eine respiratorische Alkalose ausgelöste relative Hypokalzämie ist die Folge.

Symptome

- Atemnot trotz schneller Atmung, Erstickungsgefühl

- Erregungszustand, Angst

- Kribbeln in Händen und Füßen

- »Pfötchenstellung« der Hände (Abb. 47)

- »Karpfenmund«

- Blässe, Schwitzen

- Tachykardie

- keine Zyanose

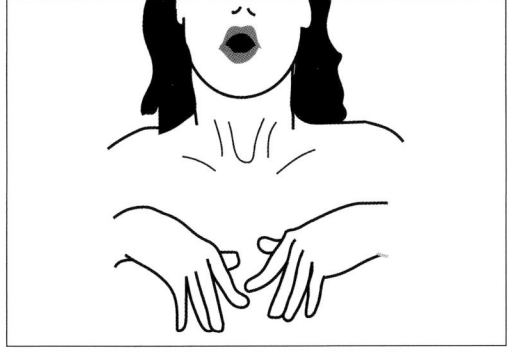

Abb. 47
»Pfötchenstellung« der Hände

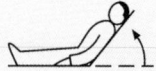

Therapeutische Maßnahmen

- Lagerung: Oberkörper angehoben

- beruhigender Zuspruch, Aufforderung zum langsamen Atmen

- Rückatmung mit Plastiktüte

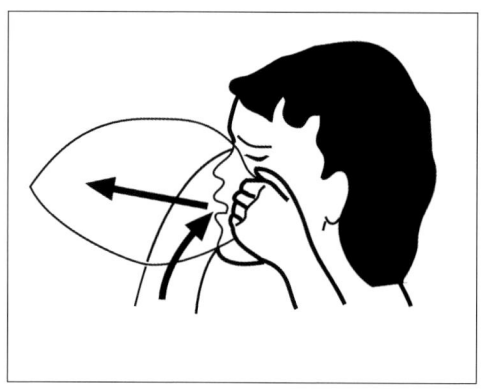

Abb. 48
Rückatmung mit Plastiktüte

Medikamente

Meistens nicht erforderlich bei konsequenter Durchführung der oben genannten Maßnahmen.

Bei lang anhaltender beziehungsweise rezidivierender Hyperventilation gegebenenfalls Calcium, zum Beispiel Calcium Sandoz fortissimum[+] Brausetabletten trinken lassen oder Diazepam, zum Beispiel Diazepam Trp. 2 bis 5 mg p. o.

Hypoglykämie

Absinken des Blutzuckerspiegels auf so niedrige Werte, dass der Energiebedarf des Gehirns nicht mehr gedeckt wird. Symptome treten in der Regel spätestens bei Werten von < 40 mg/dl auf. Als Ursachen für eine Hypoglykämie kommen Insulinüberdosierung/Überdosierung von oralen Antidiabetika, Diätfehler bei Diabetikern, erhöhte körperliche Belastung bei Diabetikern und andere infrage.

Definition

Symptome

- kalter Schweiß, Blässe

- Unruhe, Bewusstseinsstörungen (Agitiertheit, rauschähnliche Zustände)

- Tremor, epileptiforme Anfälle

- Aphasie (Verwechslung mit Schlaganfall!), Somnolenz, Koma

Bei jeder unklaren Bewusstseinsstörung muss ein Unterzucker ausgeschlossen werden!

Therapeutische Maßnahmen

Beim ansprechbaren Patienten

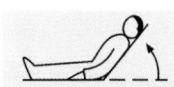

- Hilfe bei der oralen Zufuhr von Kohlenhydraten (zum Beispiel 10 bis 20 g Traubenzucker oder 6 bis 8 Stücke Würfelzucker, süße Limonaden)

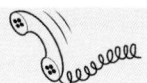

Bei Unruhe und Verwirrtheit

- Verhinderung einer Selbstgefährdung

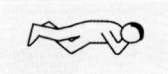

Beim nichtbewusstseinsklaren Patienten

- Lagerung: stabile Seitenlage

- Freihalten der Atemwege

- Sauerstoffgabe

Medikamente

Eventuell Glukose 40 Prozent i. v.

Krampfanfall

Kommt es im Gehirn zu fehlerhaften, unkontrollierten elektrischen Ent-   Definition
ladungen der Nervenzellen, so können dadurch Krampfanfälle hervorgerufen werden. Die Intensität von Krampfanfällen variiert und reicht
von kurzfristigen, nur Sekunden anhaltenden geistigen Abwesenheits-
zuständen bis hin zu lang anhaltender Bewusstlosigkeit mit Muskelzuckungen, die den ganzen Körper erfassen.

Treten Krampfanfälle immer wieder auf, so spricht man von einer Epi-   Epilepsie
lepsie.

Symptome

- plötzliche Bewusstlosigkeit

- plötzliches Hinfallen, oft verbunden mit einem Aufschrei

- anfänglicher Atemstillstand mit Blauverfärbung der Schleimhäute

anschließend Krampfphase

- oft zunächst starre, dann aber schüttelnde, unkontrollierte Krämpfe
  von Armen und Beinen oder des ganzen Körpers (Dauer: Sekunden
  bis Minuten)

- oftmals »Schaum vor dem Mund«, Blutung aus dem Mund durch
  Biss auf die Zunge

- Abgang von Urin oder Stuhl

- Der Krampfphase schließt sich meistens eine Tiefschlafphase an,
  aus der der Erkrankte kaum erweckbar ist. Er kann sich anschließend an das Anfallsereignis nicht erinnern.

Therapeutische Maßnahmen

> Ziel der Maßnahmen ist es in erster Linie, Verletzungen durch das plötzliche Hinfallen und das Umherschlagen im Krampfanfall zu vermeiden.

Normalerweise endet der Krampfanfall von selbst, lediglich mehrere Krampfanfälle in rascher Folge müssen als lebensbedrohlicher Zustand angesehen werden.

- Gegenstände, an denen sich der Krampfende verletzen könnte, aus seiner Nähe entfernen oder abpolstern. Falls dies nicht möglich ist, muss der Krampfende aus dem Gefahrenbereich gebracht werden.

- Den Krampfenden nicht festhalten und nicht versuchen, ihn an seinen Zuckungen zu hindern.

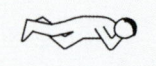

- So bald wie möglich stabile Seitenlage durchführen.

- ständige Überwachung von Bewusstsein, Atmung, Puls

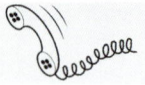

- Bei erstmaligem Auftreten eines Krampfanfalls oder bei lang dauerndem Anfall (länger als drei Minuten) Notarzt rufen!

Medikamente

(Nur bei prolongiertem Krampfanfall und wenn keine notärztliche Hilfe in absehbarer Zeit zu erreichen ist) Diazepam rektal oder i. v., zum Beispiel Diazepam Desitin rectal tube 20 bis 40 mg rektal oder Valium 10 bis 20 mg i. v. (cave: Atemdepression!)

Lokalanästhesie, Nebenwirkungen und Zwischenfälle

Alle heute eingesetzten Lokalanästhetika sind Weiterentwicklungen der natürlich vorkommenden Substanz Cocain. Eine Reduktion der Toxizität und ein Verbesserung der lokalen Wirksamkeit konnte durch Veränderungen in der Lipidlöslichkeit und in einer besseren Proteinbindung erzielt werden.

Eigenschaften

Eine Übersicht über die gängigen als Lokalanästhetika eingesetzten Substanzen gibt die folgende Tabelle:

Substanz	Relative Wirkstärke	Relative Toxizität	Proteinbindung
Procain (z. B. Novocain)	1	1	5,8
Mepivacain (z. B. Meaverin)	4	2	78
Lidocain (z. B. Xylocain)	4	2	64
Tetracain (z. B. Gingicain)	10	10	75
Articain (z. B. Ultracain)	5	1,5	95

Tab. 12
Eigenschaften der Lokalanästhetika

Synthetische Lokalanästhetika wirken grundsätzlich eher gefäßerweiternd. Diese vasodilatierende Wirkung führt zu einer verstärkten Durchblutung und einem schnelleren Abtransport des Wirkstoffs. Durch den Zusatz von vasokonstriktorisch wirksamen Substanzen wie Adrenalin lässt sich der Abtransport des Lokalanästhetikums verzögern. Hierdurch erhöht sich die Wirkungsdauer, die Systemtoxizität wird gleichzeitig reduziert. Somit kann – insbesondere wichtig bei längeren Eingriffen – die zulässige Grenzdosis für das Lokalanästhetikum erhöht werden. Zusätzlich führt der vasokonstriktorische Zusatz zu einem schwächer durchbluteten Eingriffsgebiet.

Nebenwirkungen

Nebenwirkungen sind bei der lokalen Anwendung von modernen Lokalanästhetika im zahnärztlichen Bereich selten. Systemische Nebenwirkungen können infolge einer allergischen Reaktion oder infolge eines zu hohen Blutspiegels des Lokalanästhetikums oder des vasokonstriktorischen Zusatzes auftreten. Insbesondere nach versehentlicher intravasaler Injektion, aber auch nach zu hoher Dosierung kann es zu kardialen und zentralnervösen Nebenwirkungen kommen.

Allergische Reaktionen und Hilfsstoffe

Allergische
Reaktionen: selten

Allergische Reaktionen auf Bestandteile der lokalänästhetischen Substanzen sind insgesamt selten, wobei man den Lokalanästhetika vom Amidtyp aufgrund der fehlenden Paraaminogruppe (zum Beispiel bei Procain oder Teracain vorhanden) eine insgesamt noch geringere Allergierate zuspricht.

Unverträglichkeits-
reaktionen auf
Methylparaben

Etwas häufiger sind Unverträglichkeitsreaktionen auf das in Mehrfachentnahmeflaschen notwendige Konservierungsmittel Methylparaben. Dieses Risiko lässt sich durch die Verwendung von konservierungsmittelfreien Präparaten vom Amidtyp oder die Verwendung von Zylinderampullen oder Brechampullen vermeiden.

Sulfitsensible
Asthmatiker

Adrenalin ist sehr sauerstoffempfindlich. Daher muss grundsätzlich allen adrenalin- oder noradrenalinhaltigen Lokalanästhetika der Zusatzstoff Sulfit (oder Disulfit) zur Stabilisierung des Adrenalins zugegeben werden. In seltenen Fällen kann dieser Zusatz bei Sulfit-sensiblen Asthmatikern Anfälle auslösen.

Allgemeine allergi-
sche Reaktionen

Als allgemeine allergische Reaktionen können eine Urtikaria (Nesselsucht), eine allergische Dermatitis (Ekzem), Juckreiz, asthmatische Beschwerden und im Extremfall ein anaphylaktischer Schock auftreten.

Systemische Nebenwirkungen

Bei versehentlicher intravasaler Applikation oder einer Überdosierung können zentralnervöse und kardiale Nebenwirkungen auftreten. Der Adrenalinzusatz stellte insbesondere in den früher höher verwendeten Adrenalindosierungen (1 : 25000) eine Kontraindikation für kardiale Risikopatienten dar, kann aber in den heute üblichen deutlich niedrigeren Adrenalinkonzentrationen (zum Beispiel 1 : 200000) normalerweise problemlos verwendet werden. Grundsätzlich werden die folgenden Nebenwirkungen für die Überdosierungen von Lokalanästhetika genannt:

Direkte Auswirkungen auf das Herz-Kreislauf-System wie zum Beispiel:

- Bradykardie
- Herzrhythmusstörungen
- Schock

sowie auf das zentrale Nervensystem wie zum Beispiel:

- Zittern
- erhöhte Krampfbereitschaft
- Schwindel, Benommenheit, Bewusstseinsstörungen
- Übelkeit, Erbrechen

Beispiel Adrenalin:

Systemisch verabreichtes (höherdosiertes) Adrenalin kann hervorrufen:

- Tachykardie
- Extrasystolie bis hin zum Kammerflimmern
- Blutdruckanstieg
- Blässe, Kaltschweiß

Insgesamt gesehen treten Nebenwirkungen des Adrenalins in der üblicherweise in Lokalanästhetika gebräuchlichen Dosis nur in geringer und zeitlich begrenzter Dauer (maximal drei Minuten) auf, das heißt Abwarten und Beruhigung des Patienten ist die vorrangige Maßnahme!

Lungenödem/akute Herzinsuffizienz

Definition

Austritt von Flüssigkeit aus der Lungenstrombahn in das Zwischenzellgewebe beziehungsweise in die Alveolen der Lunge, meist infolge einer Dekompensation einer chronischen Linksherzinsuffizienz.

Auslösende Ursachen können sein: hypertone Krisen, Herzinfarkt, Änderung der Herzmedikation, akute körperliche Belastung, toxische Gase und andere.

Symptome

- zunehmende, hochgradige Atemnot, Zyanose
- Haut: gräulich, schweißnaß, kalt
- Brodeln, Rasseln über der Lunge
- eventuell schaumiges Sputum
- Tachykardie, Blutdruckabfall bis zum Schock

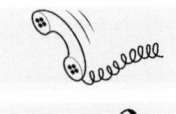

Therapeutische Maßnahmen

- Lagerung: Oberkörper erhöht, nach Möglichkeit sitzend
- Sauerstoffgabe über Nasensonde 4 bis 6 l O_2/min
- beruhigender Zuspruch

- venöser Zugang (falls möglich)

Medikamente

Herzentlastung: Nitroglycerin 0,8 mg sublingual
zum Beispiel zwei Hübe Nitrolingual-Spray sublingual gegebenenfalls nach fünf bis zehn Minuten wiederholen (in Abhängigkeit vom Blutdruck).

Furosemid 20 bis 60 mg i. v. zum Beispiel Lasix 1 bis 3 Ampullen i. v.

Schlaganfall/Apoplex

Akut auftretende neurologische Ausfallserscheinungen, die durch eine Zirkulationsstörung des Gehirns ausgelöst werden. In erster Linie (> 80 Prozent) handelt es sich um ischämische Insulte, meist ausgelöst durch thromboembolische Verschlüsse artherosklerotisch vorgeschädigter Hirnarterien. Seltener kommt es durch die Ruptur von Hirnarterien zu hämorrhagischen Insulten.

Symptome

- plötzlich auftretende Lähmungserscheinungen (zum Beispiel einer Körperhälfte)
- möglicherweise mit blitzartigem Hinstürzen (daher der Name »Schlaganfall«)
- eventuell hängender Mundwinkel
- eventuell plötzliche Sehstörungen
- Verwirrtheit, Bewusstseinsstörung
- Sprachstörungen
- eventuell schlagartig auftretende Kopfschmerzen

Therapeutische Maßnahmen

- Notruf

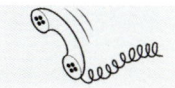

bei Bewusstlosigkeit

- stabile Seitenlage, Überwachung von Atmung und Puls

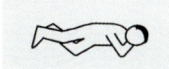

- bei vorhandenem Bewusstsein: Lagerung mit leicht erhöhtem Oberkörper. Beruhigung, Warmhalten (Decke)

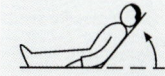

- Überwachung von Bewusstsein, Atmung und Puls
- Sauerstoffgabe über Nasensonde 4 bis 6 l O_2/min

- Hypoglykämie ausgeschlossen?

- venöser Zugang (falls möglich)

Medikamente

Bei sehr hohem Blutdruck (systolisch > 200 mm Hg) Nitroglycerin 0,8 mg sublingual zum Beispiel zwei Hübe Nitrolingual-Spray sublingual.

Bei Hypoglykämie: Glukosezufuhr

Synkope

Definition

Spontan reversible, nur kurz anhaltende Bewusstlosigkeit, meist infolge einer ungenügenden Vasokonstriktion mit Blutdruckabfall (vasovagale Reaktion, orthostastische Reaktion), aber auch bei kardialen oder zerebralen Störungen.

Symptome

- Schwindel, »Schwarzwerden« vor den Augen

- kurzfristige Bewusstlosigkeit

- Kaltschweißigkeit

- Blässe

- Bradykardie

Therapeutische Maßnahmen

- Lagerung: Schocklage (Abb. 16, siehe S. 87) beziehungsweise Flachlagerung, gegebenenfalls Beine anheben

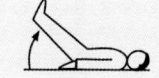

- beruhigender Zuspruch

bei anhaltender Bewusstlosigkeit

- stabile Seitenlage

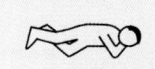

- eventuell Sauerstoffgabe über Nasensonde 4 bis 6 l O$_2$/min

- venöser Zugang (falls möglich): Ringer-Lactat-Lösung

Medikamente

In aller Regel nicht erforderlich, gegebenenfalls Etilefrin-Tropfen, zum Beispiel 10 bis 20 Tropfen Effortil

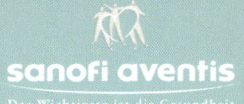

Das Programm für die
zahnärztliche Praxis

Wissen
Substanzen
Service

Ultracain® D-S
1:200.000

Zur Infiltrations- und Leitungsanästhesie

Tiefe Anästhesien

: rascher Wirkungseintritt (1–3 Minuten)
: gutes Diffusionsvermögen
: ca. 45 Minuten Anästhesiedauer

Gute Verträglichkeit

: schnelle Elimination aus dem Blut
: großer Dosierungsspielraum
: geringe Allergiequote
: sehr geringer Adrenalingehalt
: anwendbar bei Risikopatienten

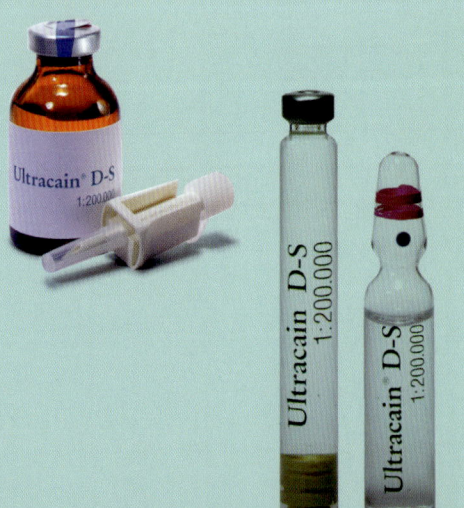

Mit Adrenalin 1:200.000

Zylinderampullen zu 1,7 ml,
parabenfrei

Ampullen zu 2 ml,
parabenfrei

Flaschen zu 20 ml
für Mehrfachentnahme
mit Spike

Nur Flaschen enthalten
1 mg Methyl-4-hydroxy-
benzoat pro ml als
Konservierungsmittel

Dosierung:
maximal 7 mg/kg KG
= 12,5 ml bei 70 kg KG
= 7 Zylinderampullen
= 6 Ampullen

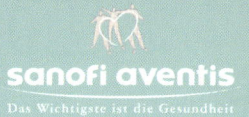
Ultracain® D-S forte
1:100.000

Wenn ein höherer Adrenalingehalt
erforderlich ist

Tiefe Anästhesie
bei chirurgischen Eingriffen

: rascher Wirkungseintritt (1–3 Minuten)
: gutes Diffusionsvermögen
: ausgeprägte Ischämie
: ca. 75 Minuten Anästhesiedauer

Gute Verträglichkeit

: schnelle Elimination aus dem Blut
: großer Dosierungsspielraum
: geringe Allergiequote

Mit Adrenalin 1:100.000

Zylinderampullen zu 1,7 ml,
parabenfrei

Ampullen zu 2 ml,
parabenfrei

Flaschen zu 20 ml für
Mehrfachentnahme
mit Spike

Nur Flaschen enthalten
1 mg Methyl-4-hydroxy-
benzoat pro ml als
Konservierungsmittel

Dosierung:
maximal 7 mg/kg KG
= 12,5 ml bei 70 kg KG
= 7 Zylinderampullen
= 6 Ampullen

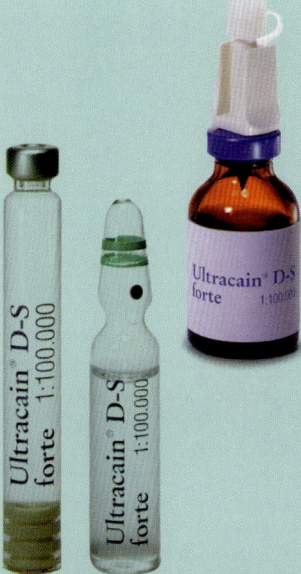

Ultracain® D
ohne Adrenalin

Das Kurzzeitanästhetikum

**Kurze, tiefe Anästhesien (ca. 10 Minuten)
ohne langes Taubheitsgefühl**

bei : Kariesentfernung
bei : Scaling
bei : Extraktionen
bei : ängstlichen Patienten, die auch
geringen Schmerz nicht akzeptieren
bei : bestimmten Risikopatienten
(schwere Herz-Kreislauf-Erkrankungen
oder Überempfindlichkeit gegen Sulfit)
bei : therapeutischen Anästhesien

Schmerzfreie Therapie für alle Patienten

Zylinderampullen zu 1,7 ml,
parabenfrei, sulfitfrei

Ampullen zu 2 ml,
parabenfrei, sulfitfrei

Dosierung:
mindestens 1 Ampulle
oder Zylinderampulle,
maximal 4 mg/kg KG
= 7 ml (4 ZA)
bei 70 kg KG

Praxistipp:
Verwenden Sie immer
den Inhalt einer ganzen
Ampulle, und beginnen Sie
nach 1 Minute gleich
mit der Behandlung.

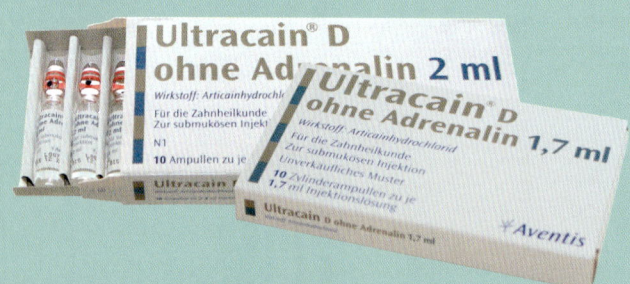

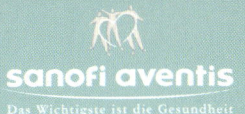

Gingicain® D

Zur Oberflächenanästhesie

Nimmt den Patienten die Angst vor dem Einstich

Vielseitig einsetzbar
bei : schmerzempfindlichen, ängstlichen
      Patienten und Kindern
bei : Extraktion gelockerter
      Milchzahnreste, Zahnsteinentfernung
zur : Ausschaltung des Würgereflexes bei
      Abdrucknahme und Röntgenaufnahme

Die Sprühdose mit Dosierautomatik

: verhindert die Überdosierung
: garantiert örtliche
  und punktgenaue Applikation
  ohne Ablaufeffekt

Sprühdosen zu 65 g
mit umweltfreundlichem
Treibgas

Dosierung:
2 Sprühstöße

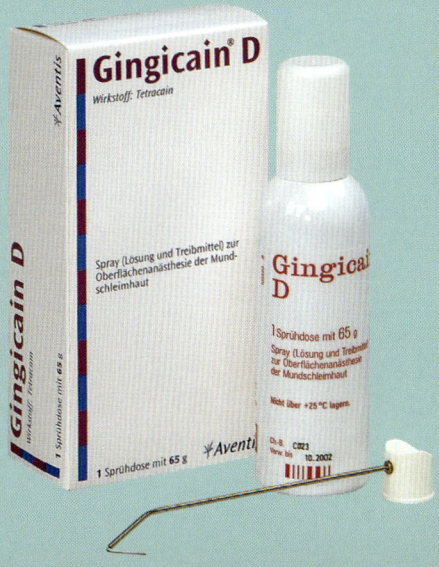

dontisanin®

Gegen postoperative Schwellungen

Das sanfte Antiphlogistikum aus der Natur

: mit dem Naturwirkstoff Bromelain
  aus der Ananas
  (Bromeliaceae: Ananasgewächs)
: gut verträglich
: postoperativen Schwellungen vorbeugen
: bestehende Schwellungen beseitigen
: die Heilung beschleunigen

Zur Therapie von postoperativen Schwellungszuständen, damit Ihr Patient sich gut versorgt fühlt

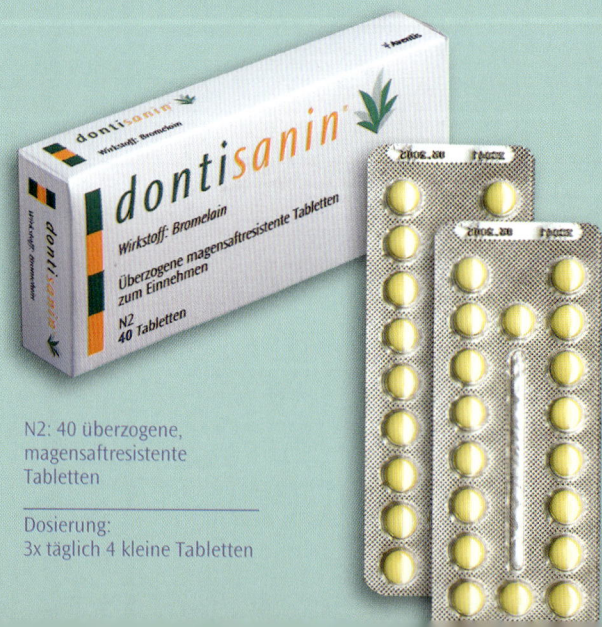

N2: 40 überzogene,
magensaftresistente
Tabletten

Dosierung:
3x täglich 4 kleine Tabletten

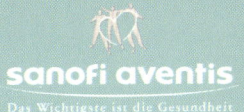

Gelastypt®

Für die Wundversorgung in der Mundhöhle

Resorbierbarer Gelatineschwamm
zum Einbringen in die Wundhöhle

: bindet Blutplättchen
: stabilisiert das Koagulum
: begünstigt die Primärheilung
: beugt der trockenen Alveole vor
: hemmt Retraktion und Spaltbildung
: einzeln steril verpackt
: reine Schweinegelatine

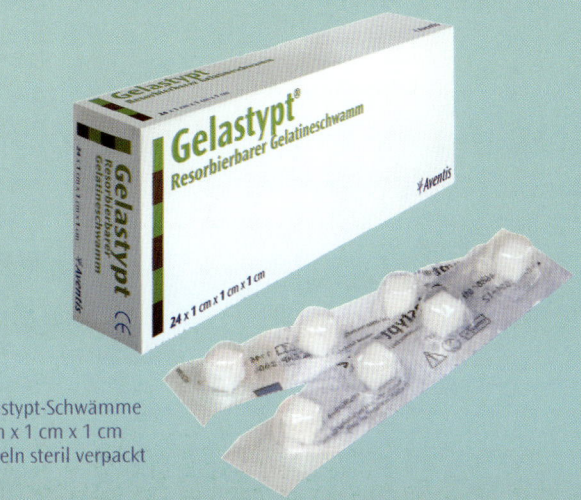

Gelastypt-Schwämme
1 cm x 1 cm x 1 cm
Einzeln steril verpackt

Dontisolon® D
Mundheilpaste

Bei entzündlichen Erkrankungen
der Mundschleimhaut

Vielseitig einsetzbar

bei : Prothesendruckstellen
bei : Gingivitis
bei : Stomatitis, Stomatitis aphthosa
bei : Dentitio difficilis (Perikoronitis)

Ausgezeichnet wirksam

: entzündungshemmend
: abschwellend
: heilungsfördernd
: schmerzlindernd

Sehr gute Verträglichkeit

: die verwendeten
  Prednisolonmengen sind gering
: systemische Nebenwirkungen
  sind nicht zu erwarten

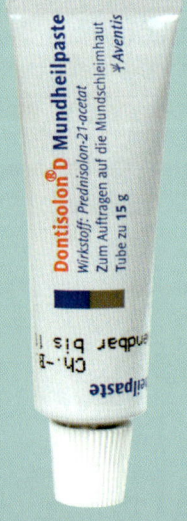
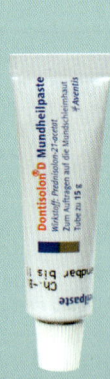

Mundheilpaste
Tube zu 15 g für die Praxis

Tube zu 5 g für die
Nachbehandlung zu Hause

Dosierung:
3x täglich
nach den Mahlzeiten

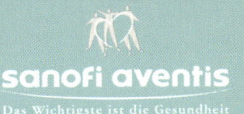
Dontisolon® D
Zylinderampullen

Zylinderampullen
speziell zur lokalen Instillation

Praktisch zur Instillation der Salbe

bei : Zahnfleischtaschenentzündung
bei : Dentitio difficilis (Perikoronitis)
bei : Pulpitis als temporäre Einlage

Dontisolon D wirkt intensiv

: entzündungshemmend
: abschwellend
: heilungsfördernd
: schmerzlindernd
: blutungshemmend

Sehr gute Verträglichkeit

: die verwendeten
  Prednisolonmengen sind gering
: systemische Nebenwirkungen
  sind nicht zu erwarten

Zylinderampullen
zu 1,9 g

Heißluftsterilisierte
Einmalkanülen

Dosierung:
1x täglich

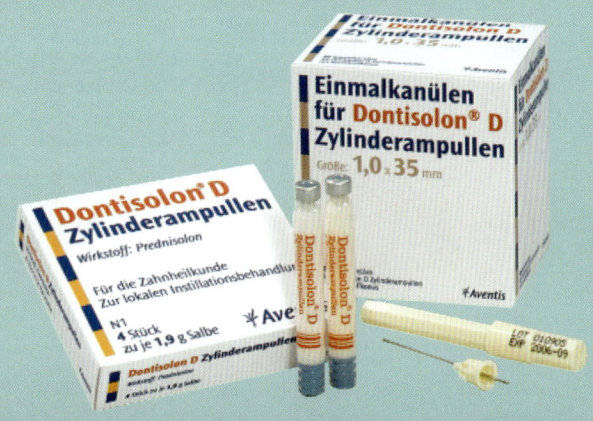

Isocillin ®

1,2 Mega

Penicillin V

**Bakterielle Infektionen
in der Mundhöhle**

: wirksam gegen die Infektionserreger
  in der Mundhöhle
: hohe Konzentrationen im Speichel
: gute Verträglichkeit
: kostengünstige Therapie

**Perioperative Infektionsprophylaxe
Endokarditisprophylaxe**

N1:   10 Filmtabletten
N2:   30 Filmtabletten
N3: 100 Filmtabletten

Auch als Saft im Handel

Dosierung:
**bakterielle Infektionen
in der Mundhöhle:**
3x täglich 1 Tablette

**perioperative
Infektionsprophylaxe:**
1 Tablette
1 Stunde vor dem Eingriff,
anschließend innerhalb
der nächsten 48 Stunden
insgesamt 6–8 Tabletten

Endokarditisprophylaxe:
2 Tabletten
1 Stunde vor dem Eingriff
und nochmals
1 Tablette
8 Stunden nach dem Eingriff

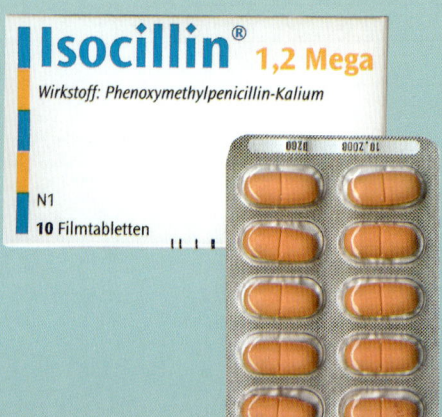

Isocillin ® 1,2 Mega

Wirkstoff: Phenoxymethylpenicillin-Kalium

N1
10 Filmtabletten

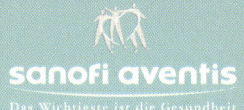

Amoxi-Tablinen®

1000 mg

Amoxicillin

**Bakterielle Infektionen
in der Mundhöhle**

: breit wirksam gegen grampositive,
  gramnegative Erreger inklusive Anaerobiern
: hohe Serumkonzentrationen
: hohe Resorptionsraten
: gute Gewebegängigkeit
: gute Therapieergebnisse bei Parodontitis

Endokarditisprophylaxe

Amoxi-Tablinen®
1.000 mg
N1: 10 Tabletten
N2: 20 Tabletten
N3: 30 Tabletten

Dosierung:
bakterielle Infektionen
in der Mundhöhle:
3x täglich 1.000 mg

Endokarditisprophylaxe:
3x 1.000 mg
1 Stunde vor dem Eingriff,
1x 1.000 mg
6 Stunden nach dem Eingriff

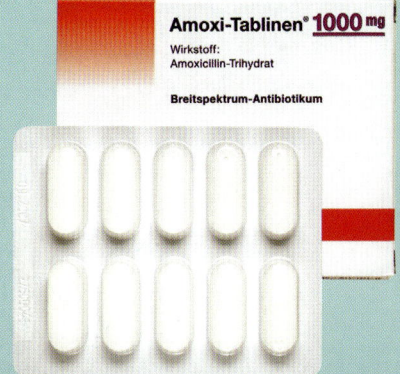

Amoxi-Tablinen® 1000 mg
Wirkstoff:
Amoxicillin-Trihydrat
Breitspektrum-Antibiotikum

Clin-Sanorania®
300 mg

Clindamycin

**Infektionen des
Zahn- und Kieferbereichs**

: sehr gute Wirksamkeit gegen grampositive
  Erreger und breit wirksam gegen Anaerobier
: hohe Konzentrationen im Knochengewebe
: gute Gewebegängigkeit
: breite Indikationen im Zahn-,
  Mund- und Kieferbereich

Perioperative Infektionsprophylaxe

Endokarditisprophylaxe

Clin-Sanorania®
300 mg
N1:   12 Kapseln
N2:   30 Kapseln
N3:   60 Kapseln

Dosierung:
Infektionen des Zahn- und
Kieferbereichs:
3–4x täglich 300 mg

Perioperative
Infektionsprophylaxe:
1 Kapsel 300 mg
1 Stunde vor Eingriff und
innerhalb der nächsten 48 Stunden
6 Kapseln 300 mg

Endokarditisprophylaxe:
bei Penicillinallergie
2x 300 mg 1 Stunde vor Eingriff
und 300 mg
6 Stunden nach Eingriff

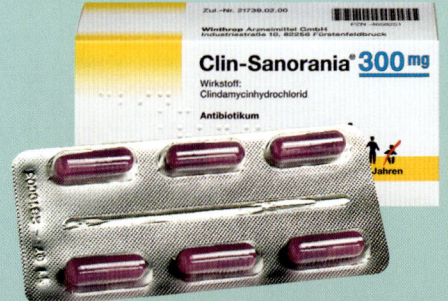

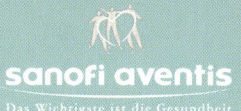
Flagyl®
400 mg

Metronidazol

Parodontopathien und bakterielle Mundschleimhauterkrankungen

: stark gegen Anaerobier
: kombinierbar mit Isocillin®
  und anderen Antibiotika
: die Kombination ist Mittel der Wahl
  bei der akuten nekrotisierenden Gingivitis[1]
: wird rasch nahezu vollständig resorbiert
: maximale Serumkonzentration
  nach 1 bis 2 Stunden

Flagyl®
400 mg
N1: 10 Filmtabletten
N2: 20 Filmtabletten

Dosierung:
3x täglich 400 mg

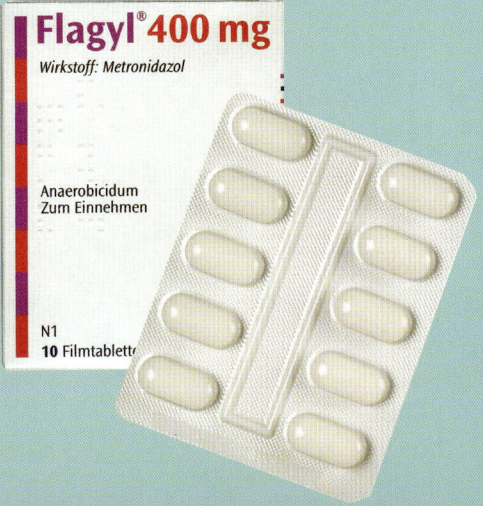

[1] DGZMK
DZZ 57 (8) 2002

Novalgin®

Gegen postoperative Schmerzen

Hohe analgetische Wirkung

: sehr gut verträglich bei Patienten
  mit Magenproblemen[1]
: auch für Patienten mit eingeschränkter
  Nieren- und Leberfunktion[2]
: für Kinder geeignet

Schneller Wirkungseintritt

: mit Novalgin® Tropfen
: mit Novalgin® akut Brausetabletten

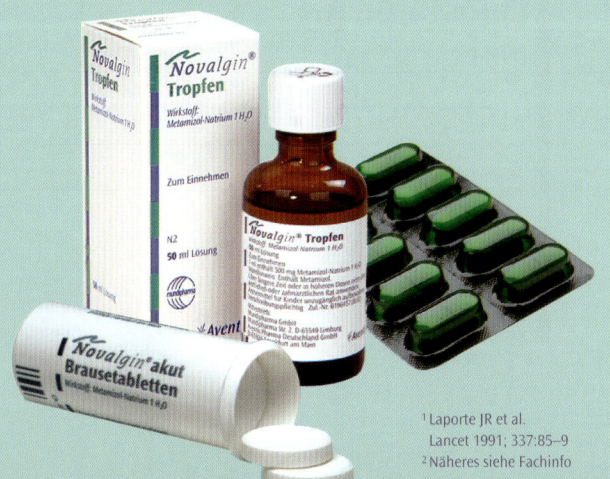

N1: 10 Filmtabletten
N2: 20 Filmtabletten
N3: 50 Filmtabletten

N1: 10 Brausetabletten
N2: 30 Brausetabletten
N3: 50 Brausetabletten

N1: 20 ml Tropfen
N2: 50 ml Tropfen
N3: 100 ml Tropfen

Dosierung bei Erwachsenen:
20 bis 40 Tropfen oder
1 bis 2 Film-/Brausetabletten
(0,5 bis 1 g),
falls notwendig
alle 4 bis 6 Stunden

[1] Laporte JR et al.
Lancet 1991; 337:85–9
[2] Näheres siehe Fachinfo

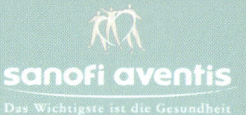
Uniject® K

Uniject® K
vario

Für die Leitungs- und
Terminalanästhesie

**Injektionssysteme
müssen Präzisionsgeräte sein**

: mit Klappvorrichtung
  zum Auswechseln der
  Zylinderampullen
: mit aktiver Aspiriervorrichtung
: gute ergonomische Form
: Hochglanz-Oberfläche

**Die wirtschaftliche
Lösung**

: Stecksystem mit
  austauschbarem
  Zylinderampullenhalter
: zur Vorbereitung mehrerer
  Applikationen
  vor der Behandlung
: mit aktiver
  Aspiriervorrichtung
: gute ergonomische Form
: Hochglanz-Oberfläche
: Zubehör:
  3 Stück
  Zylinderampullenhalter

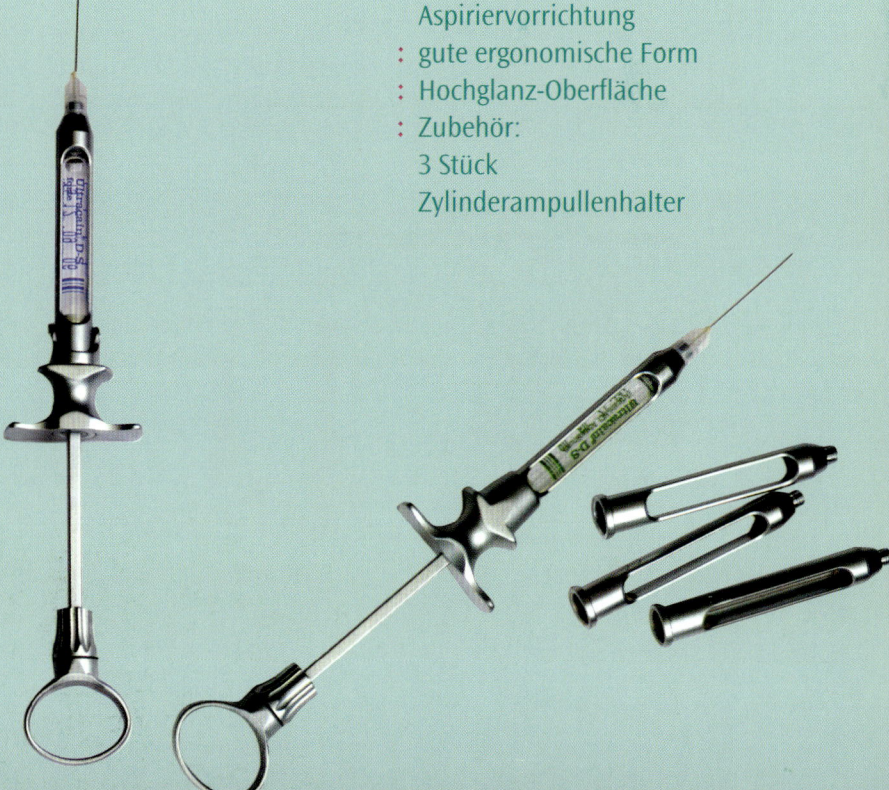

Ultraject® UDS-Kanülen

Für die intraligamentäre
Anästhesie

Mit automatischer Injektionskraftbegrenzung

- : gewebeschonend
- : hohe Sicherheit durch
  Druckkraftbegrenzung
  auf 100 Newton
- : individuell steuerbar
- : kein Platzen
  von Zylinderampullen
- : Feindosierung
  in 0,2-ml-Schüben

Präzisionskanülen für schonende Einstiche

- : Präzisionsschliff
- : Kanülenauge
  vollkommen gratfrei
- : geringer Einstichschmerz
- : geringe
  Stanzzylinderbildung
- : verschiedene Längen und
  Stärken für alle Formen
  der Anästhesie
- : passgenaue und leicht-
  gängige Kunststoffgewinde
  für alle Injektionssysteme
  mit Zylinderampullen

Neu:
Farbcodierung nach DIN
G25 lang
0,5 x 35 mm
Orange, Kappe orange

G25 kurz
0,5 x 25 mm
Orange, Kappe transparent

G27 lang
0,4 x 35 mm
Mittelgrau, Kappe mittelgrau

G27 kurz
0,4 x 25 mm
Mittelgrau, Kappe transparent

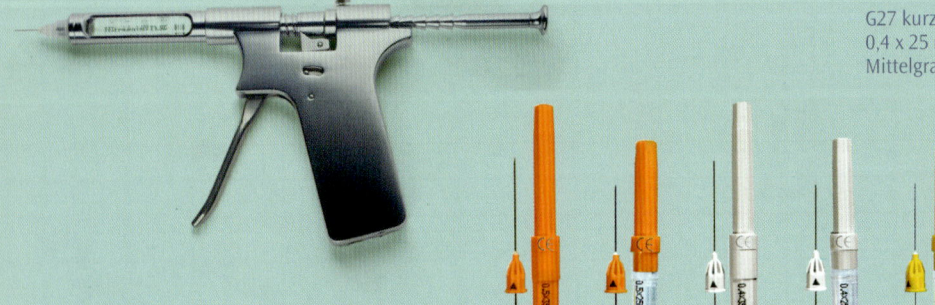

G30 kurz
0,3 x 25 mm
Gelb, Kappe transparent

G30 extrakurz
0,3 x 10 mm
Gelb, Kappe gelb

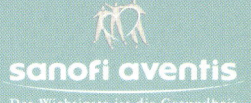

sanofi aventis

Das Wichtigste ist die Gesundheit

Ultracain® D-S
Ultracain® D-S forte

Zusammensetzung:
Ultracain D-S 1:200.000:
Arzneilich wirksame Bestandteile:
1 ml Injektionslösung enthält
40 mg Articainhydrochlorid und
0,006 mg Epinephrinhydrochlorid.
Ultracain D-S forte 1:100.000:
Arzneilich wirksame Bestandteile:
1 ml Injektionslösung enthält
40 mg Articainhydrochlorid und
0,012 mg Epinephrinhydrochlorid.
Sonstige Bestandteile: Max. 0,5 mg
Natriummetabisulfit (entspr. max.
0,34 mg SO_2), Natriumchlorid,
Wasser für Injektionszwecke.
Die Zubereitungen in Mehrfachentnahmeflaschen enthalten
zusätzlich 1 mg Methyl-4-hydroxy-
benzoat als Konservierungsmittel.

Anwendungsgebiete:
Ultracain D-S:
Lokalanästhesie bei Routine-
eingriffen in der Zahnheilkunde
Ultracain D-S forte:
Lokalanästhesie bei: Schleimhaut-
und knochenchirurgischen Eingriffen, pulpenchirurgischen Eingriffen, Osteotomie, länger dauernden
chirurgischen Eingriffen, perkutaner Osteosynthese, Zystektomie,
mukogingivalen Eingriffen, Wurzelspitzenresektion.

Gegenanzeigen:
Überempfindlichkeit gegen Arti-
cain und andere Lokalanästhetika
vom Säureamidtyp oder einen der
anderen Inhaltsstoffe, schwere Störungen des Reizbildungs- oder
Reizleitungssystems am Herzen,
akut dekompensierte Herzinsuffizienz, schwere Hypertonie.
Allergie oder Überempfindlichkeit
gegen Sulfit, schweres Asthma
bronchiale.
Wegen des Gehalts an Epinephrin:
paroxysmale Tachykardie, hoch-
frequente absolute Arrhythmie,
Kammerengwinkelglaukom,
gleichzeitige Einnahme von nicht-
kardioselektiven Betablockern,
Hyperthyreose, Phäochromozytom,

schwere Hypertonie, Anästhesien
im Endstrombereich, intravenöse
Anwendung. Zusätzlich für Mehrfachentnahmeflaschen: Paragrup-
penallergie.

Nebenwirkungen:
Dosisabhängig können zentralnervöse Störungen auftreten:
Benommenheit bis zum Bewusstseinsverlust, Atemstörungen bis
hin zum Atemstillstand, Muskel-
zittern, Muskelzuckungen bis zu
generalisierten Krampfanfällen,
Übelkeit bis Erbrechen. Blutdruckabfall bis hin zum Schock und
Herzversagen. Selten vorübergehende Sehstörungen (Flimmern
vor den Augen, Blindheit, Doppel-
bilder).
Allergische und allergieähnliche
Unverträglichkeitsreaktionen, wie
ödematöse Schwellung bzw. Ent-
zündung an der Injektionsstelle,
daneben unabhängig von der Injektionsstelle Rötung, Juckreiz,
Konjunktivitis, Rhinitis, Gesichts-
schwellung (Quincke-Ödem) mit
Schwellung von Ober- und/oder
Unterlippe und/oder Wangen, Glottisödem mit Schluckbeschwerden,
Urtikaria und Atemnot bis hin zum
anaphylaktischen Schock.
Häufig Kopfschmerzen, vermutlich
auf den Epinephrin-Anteil zurück-
zuführen. Selten andere durch Epinephrin bedingte Nebenwirkungen
(Tachykardien, Herzrhythmusstörungen, Blutdruckanstieg). In Einzelfällen können durch unbemerk-
te intravasale Injektion ischämische Zonen im Injektionsbereich
bis hin zu Gewebsnekrosen entstehen. Nervenschädigungen sind
keine spezifischen Nebenwirkungen von Ultracain D ohne Adrenalin, sie können jedoch als nicht
ausschließbares Risiko jedes zahnärztlichen Eingriffs auftreten.
Allergische Reaktionen gegen das
Konservierungsmittel Methyl-4-
hydroxybenzonat möglich (Mehr-
fachentnahmeflasche).

Besondere Hinweise: Aufgrund des
Gehalts an Natriummetabisulfit im
Einzelfall, insbesondere bei Bron-
chialasthmatikern, Überempfind-
lichkeitsreaktionen, die sich als
Erbrechen, Durchfall, keuchende
Atmung, akuter Asthmaanfall,
Bewusstseinsstörungen oder
Schock äußern können. Im Rah-
men verschiedener unerwünschter
Wirkungen (s. o.) möglicherweise
Einschränkung von Konzentra-
tionsfähigkeit und Reaktionsver-
mögen.

Pharmazeutischer Unternehmer:
Aventis Pharma Deutschland GmbH
Frankfurt am Main

Postanschrift:
Sanofi-Aventis Deutschland GmbH
Potsdamer Straße 8
10785 Berlin

Stand: Januar 2005.

Gekürzte Angaben – vollständige
Information siehe Fach- bzw.
Gebrauchsinformation, die wir
Ihnen auf Wunsch gerne zur
Verfügung stellen.

Ultracain® D ohne Adrenalin

Wirkstoff:
Articainhydrochlorid.
Verschreibungspflichtig

Zusammensetzung:
Arzneilich wirksamer Bestandteil:
1 ml Injektionslösung enthält
40 mg Articainhydrochlorid.
Sonstige Bestandteile: Natriumchlorid, Wasser für Injektionszwecke.

Anwendungsgebiete:
Infiltrations- und Leitungsanästhesie in der Zahnheilkunde. Ultracain D ohne Adrenalin eignet sich
vor allem für kurze Eingriffe an
Patienten, die aufgrund bestimm-
ter Erkrankungen (z. B. Herz-Kreislauf-Erkrankungen oder Allergie
gegen den Hilfsstoff Sulfit) kein
Adrenalin erhalten dürfen sowie
zur Injektion kleiner Volumina
(Anwendung in der Frontzahn-
region, im Bereich des Gaumens).

Gegenanzeigen:
Überempfindlichkeit gegen Arti-
cain oder andere Lokalanästhetika
vom Säureamid-Typ.
Schwere Störungen des Reizbil-
dungs- oder Reizleitungssystems
am Herzen (z. B. AV-Block II. und
III. Grades, ausgeprägte Bradykardie), akut dekompensierte Herzinsuffizienz (akutes Versagen der
Herzleistung), schwere Hypotonie.
Bei Patienten mit Cholinesterase-
mangel muss Ultracain D ohne
Adrenalin mit Vorsicht angewendet
werden, da mit verlängerter und
unter Umständen verstärkter Wirkung zu rechnen ist. Eine Injektion
in entzündetes Gebiet sollte unter-
bleiben. Intravasale Injektion.
Das Arzneimittel ist nicht geeignet
für länger dauernde Eingriffe (über
20 Minuten) sowie für größere
zahnärztlich-chirurgische Eingriffe.

Nebenwirkungen:
Dosisabhängig können zentralnervöse Störungen auftreten: Unruhe,
Nervosität und Schwindelgefühl,
Benommenheit bis zum Bewusstseinsverlust, Koma, Atemstörungen
bis zum Atemstillstand, Muskel-
zittern, Muskelzuckungen bis zu
generalisierten Krämpfen, Übelkeit
bis Erbrechen. Selten vorübergehende Sehstörungen (Flimmern
vor den Augen, Blindheit, Doppel-
bilder). Nervenschädigungen sind
keine articainspezifischen Nebenwirkungen. Sie können jedoch als
nicht ausschließbare Risiken jedes
zahnärztlichen Eingriffs auftreten.
Gleichfalls dosisabhängig Herz-
Kreislauf-Störungen (Blutdruckabfall, Herzrhythmusstörungen), in
seltenen Fällen bis hin zum Schock
und Herzversagen.

Allergische und pseudoallergische
Unverträglichkeitsreaktionen, wie
ödematöse Schwellung bzw. Ent-
zündung an der Injektionsstelle,
daneben unabhängig von der
Injektionsstelle Rötung, Juckreiz,
Konjunktivitis, Rhinitis, Gesichts-
schwellung (Quincke-Ödem) mit
Schwellung von Ober- und/oder
Unterlippe und/oder Wangen,
Glottisödem mit Globusgefühl und
Schluckbeschwerden, Urtikaria und
Atemnot bis hin zum anaphylak-
tischen Schock.

Pharmazeutischer Unternehmer:
Aventis Pharma Deutschland GmbH
Frankfurt am Main

Postanschrift:
Sanofi-Aventis Deutschland GmbH
Potsdamer Straße 8
10785 Berlin

Stand: Januar 2005.

Gekürzte Angaben – vollständige
Information siehe Fach- bzw.
Gebrauchsinformation, die wir
Ihnen auf Wunsch gerne zur
Verfügung stellen.

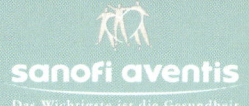

Gingicain® D

Zusammensetzung:
Arzneilich wirksame Bestandteile:
1 Sprühdose enthält 754 mg
Tetracain und 26 mg Benzal-
koniumchlorid.
Sonstige Bestandteile: Apafluran,
Ethanol 99,5%.

Anwendungsgebiete:
Anästhesie der Einstichstelle bei
Infiltrations- und Leitungsanäs-
thesien. Ausschaltung des Würge-
reflexes bei Abdrucknahme und
Röntgenaufnahmen.
Anästhesie bei Zahnsteinentfer-
nung und bei Extraktion gelocker-
ter Milchzahnreste, Einlegen von
Retraktionsfäden, Aufpassen von
Kronenringen, Kupferringabdruck,
Kieferbruchschienung, Anlegen
von Matritzen etc. Entfernung von
Fremdkörpern und Sequestern.

Gegenanzeigen:
Überempfindlichkeit gegen Tetracain und Benzalkonium. Patienten,
bei denen eine so genannte Para-
gruppenallergie besteht, dürfen
nicht mit dem Präparat behandelt
werden. Ärzte mit einer solchen
allergischen Disposition müssen
während der Behandlung ein
Besprühen bzw. jeglichen Kontakt
ihrer Haut mit Gingicain D vermeiden.

Nebenwirkungen:
Kontaktallergie. Unverträglichkeitsreaktionen in Form von Gesichts-
schwellung, Urtikaria und Exanthem.
Gelegentlich kurzdauerndes, leich-
tes Brennen auf der Schleimhaut.

Pharmazeutischer Unternehmer:
Aventis Pharma Deutschland GmbH
Frankfurt am Main

Postanschrift:
Sanofi-Aventis Deutschland GmbH
Potsdamer Straße 8
10785 Berlin

Stand: Januar 2005.

Gekürzte Angaben – vollständige
Information siehe Fach- bzw.
Gebrauchsinformation, die wir
Ihnen auf Wunsch gerne zur
Verfügung stellen.

Dontisanin®

Wirkstoff: Bromelain.
Apothekenpflichtig

Zusammensetzung:
1 magensaftresistente Tablette
enthält Bromelain 10–20 mg ein-
gestellt auf 50 F.I.P.-Einheiten.
Sonstige Bestandteile: Calciumhydrogenphosphat, Macrogol 4000,
Maisstärke, Talkum, Magnesiumstearat, Methacrylsäure-Methylme-
thacrylat-Copolymer (1:1), Gelatine,
Curcumin E 100, Indigocarmin Alu-
miniumsalz (E 132), Titan(IV)-oxid
(E 171), Natriumbenzoat, Povidon
29/32, Cellulose, Sucrose, Montan-
glykolwachs, Lactose-Monohydrat.
Hinweis für Diabetiker: Physiologi-
scher Brennwert: 1,78 kJ = 0,45
kcal bzw. 0,007 BE pro Tablette.

Anwendungsgebiete:
Akute Schwellungszustände nach
Operationen und Verletzungen,
insbesondere der Nase und Nasen-
nebenhöhlen.

Kontraindikationen:
Blutgerinnungsstörungen, z. B.
Hämophilie; schwere Leber- und
Nierenschäden. Überempfindlich-
keit gegen Bromelain oder einen
sonstigen Inhaltsstoff.
Kritisch: gleichzeitige Einnahme
von Antikoagulantien und/oder
Thrombozytenaggregationshem-
mern. Kinder unter 12 Jahren.

Nebenwirkungen:
Gelegentlich Magenbeschwerden
und/oder Durchfall. Gelegentlich
Überempfindlichkeitsreaktionen,
z. B. Hautausschläge oder asthma-
ähnliche Beschwerden.

Pharmazeutischer Unternehmer:
Aventis Pharma Deutschland GmbH
Frankfurt am Main

Postanschrift:
Sanofi-Aventis Deutschland GmbH
Potsdamer Straße 8
10785 Berlin

Stand: Januar 2005.

Gekürzte Angaben – vollständige
Information siehe Fach- bzw.
Gebrauchsinformation, die wir
Ihnen auf Wunsch gerne zur
Verfügung stellen.

Gelastypt®

Wirkstoff:
Gelatine. Apothekenpflichtig.

Zusammensetzung:
Resorbierbarer Gelatineschwamm
(1 cm x 1 cm x 1 cm).
100 % Gelatine vom Schwein.

Anwendungsgebiete:
Gelastypt ist ein lokal anzuwen-
dender blutstillender Schwamm,
bevorzugt einsetzbar bei Operationen mit venösen und diffus
sickernden Blutungen, bei denen
eine Hämatose mit herkömm-
lichen Maßnahmen problematisch
bzw. unpraktisch und die Verwendung nicht resorbierbarer Materialien nicht wünschenswert ist.
Gelastypt haftet auf der blutenden
Wunde und kann das ca. 45fache
seines eigenen Gewichts aufsaugen. Aufgrund der gleichmäßigen
Porosität von Gelastypt werden die
Blutplättchen schnell gebunden
und die Blutgerinnungskaskade
eingeleitet; dabei wandelt sich das
lösliche Fibrinogen in ein Netz
unlöslichen Fibrins um, das somit
die Blutung stillt. Wird Gelastypt
im Gewebe implantiert, wird es
binnen 3–5 Wochen resorbiert.

Gegenanzeigen:
Gelastypt kann eine Brutstätte für
Infektionen und Abszesse bilden.
Aus diesem Grund sollte es nicht
auf einer infizierten Stelle belas-
sen, sondern nach der Blutstillung
entfernt werden.

**Vorsichtsmaßnahmen
und Warnhinweise:**
Nebenwirkungen sind nicht
bekannt. Der Schwamm kann sich
durch das Aufsaugen von Flüssigkeit ausdehnen und dadurch auf
benachbarte Bereiche drücken.
Deshalb empfiehlt es sich, den
Schwamm vor dem Einsetzen in
die Wundhöhle nur leicht zusam-
menzudrücken.

Hinweis:
Gelastypt ist einzeln verpackt, mit
Elektronenstrahlen sterilisiert und
somit im OP direkt verwendbar.
Gelastypt ist zum einmaligen
Gebrauch bestimmt; es darf nicht
erneut sterilisiert werden.

Handelsformen:
Packungen mit 24 Schwämmen
zu 1 cm x 1 cm x 1 cm.

Postanschrift:
Sanofi-Aventis Deutschland GmbH
Potsdamer Straße 8
10785 Berlin

Stand: Dezember 2004.

Gekürzte Angaben – vollständige
Information siehe Fach- bzw.
Gebrauchsinformation, die wir
Ihnen auf Wunsch gerne zur
Verfügung stellen.

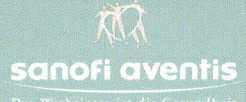

Dontisolon® D

Dontisolon® D Mundheilpaste

Wirkstoff:
Prednisolon.
Verschreibungspflichtig.

Zusammensetzung:
Arzneilich wirksame Bestandteile:
1 g Paste enthält 5,58 mg Prednisolonacetat entsprechend 5 mg Prednisolon.
Sonstige Bestandteile: Milchsäure, Calciumlactat-Pentahydrat, hochdisperses Siliciumdioxid, Guar, Hyetellose, Carmin (E120), Glycerol.

Anwendungsgebiete:
Vorübergehende Anwendung in der Zahnheilkunde bei Gingivitis, Stomatitis und Dentitio difficilis.

Gegenanzeigen:
Mykosen und tuberkulöse Prozesse an der Mundschleimhaut, Varizellen und Impfreaktionen. Überempfindlichkeit gegen Prednisolon oder andere Bestandteile von Dontisolon D Mundheilpaste. Darf nicht in Wunden eingebracht werden, die durch Nahtverschluss oder Lappenplastik gedeckt werden.

Nebenwirkungen:
Lokale Überempfindlichkeitsreaktionen. Selten sofort oder innerhalb der ersten Stunde systemische Überempfindlichkeitsreaktionen, im Extremfall lebensbedrohlicher Schock. Eine länger dauernde Anwendung ist nicht angezeigt. Bei der kurzzeitigen Anwendung und den dabei kleinflächig applizierten Dosen sind systemische Corticoidwirkungen nicht zu erwarten.

Pharmazeutischer Unternehmer:
Aventis Pharma Deutschland GmbH
Frankfurt am Main

Postanschrift:
Sanofi-Aventis Deutschland GmbH
Potsdamer Straße 8
10785 Berlin

Stand: Januar 2005.

Gekürzte Angaben – vollständige Information siehe Fach- bzw. Gebrauchsinformation, die wir Ihnen auf Wunsch gerne zur Verfügung stellen.

Dontisolon® D Zylinderampullen

Wirkstoff:
Prednisolon.
Verschreibungspflichtig.

Zusammensetzung:
Arzneilich wirksame Bestandteile:
1 g Salbe enthält 5 mg Prednisolon.
Sonstige Bestandteile: Calciumglutamat 2 H$_2$O, Macrogole (4000, 2000, 400).

Anwendungsgebiete:
Vorübergehende unterstützende Anwendung bei akuten Entzündungen in Zahnfleischtaschen und bei Dentitio difficilis der Weisheitszähne. Zeitweilige Notversorgung bei Pulpitis.

Gegenanzeigen:
Mykosen und tuberkulöse Prozesse an der Mundschleimhaut, Varizellen und Impfreaktionen. Überempfindlichkeit gegen Prednisolon oder andere Bestandteile von Dontisolon D Zylinderampullen. Darf nicht in Wunden eingebracht werden, die durch Nahtverschluss oder Lappenplastik gedeckt werden. Nicht in Fistelkanäle instillieren.

Nebenwirkungen:
Lokale Überempfindlichkeitsreaktionen. Selten sofort oder innerhalb der ersten Stunde systemische Überempfindlichkeitsreaktionen, im Extremfall lebensbedrohlicher Schock. Eine länger dauernde Anwendung ist nicht angezeigt. Bei der kurzzeitigen Anwendung und den dabei kleinflächig applizierten Dosen sind systemische Corticoidwirkungen nicht zu erwarten.

Pharmazeutischer Unternehmer:
Aventis Pharma Deutschland GmbH
Frankfurt am Main

Postanschrift:
Sanofi-Aventis Deutschland GmbH
Potsdamer Straße 8
10785 Berlin

Stand: Januar 2005.

Gekürzte Angaben – vollständige Information siehe Fach- bzw. Gebrauchsinformation, die wir Ihnen auf Wunsch gerne zur Verfügung stellen.

Isocillin® 1,2 Mega

Wirkstoff:
Phenoxymethylpenicillin-Kalium.
Verschreibungspflichtig

Zusammensetzung:
1 Filmtablette 1,2 Mega enthält
1,2 Millionen Einheiten, entspr.
784,3 mg Phenoxymethylpenicillin-
Kalium bzw. 708 mg Phenoxymethylpenicillin. Sonstige Bestandteile: Maisstärke, Cellulose, hochdisperses Siliciumdioxid, Magnesiumstearat, Hypromellose, Macrogol 8000, Talkum, Farbstoffe
(E 110, E 171, E 172), Pfefferminz-
aroma. Hinweis: 1 Filmtablette
1,2 Mega enthält 80 mg Kalium.

**Anwendungsgebiete in der
Zahnheilkunde:**
Zur Behandlung von leichten bis
mittelschweren Infektionen, die
durch Penicillin-V-empfindliche
Erreger bedingt und einer oralen
Penicillin-Therapie zugänglich
sind, z.B. bei Infektionen im Zahn-,
Mund- und Kieferbereich sowie zur
Endokarditisprophylaxe bei Eingrif-
fen im Zahn-, Mund- und Kiefer-
bereich.

Gegenanzeigen:
Überempfindlichkeit gegen Penicilline oder einen der sonstigen
Bestandteile. Mögliche Kreuzallergie mit anderen Penicillin-Präpara-
ten und Cephalosporinen beachten. Bei Patienten mit allergischer
Reaktionsbereitschaft (z.B. Heu-
schnupfen, Asthma bronchiale) ist
das Risiko schwerwiegender Überempfindlichkeitsreaktionen
erhöht. Schwangerschaft und Stillzeit: Phenoxymethylpenicillin ist
plazentagängig und tritt zu 50% in
die Muttermilch über. Anwendung
während Schwangerschaft und
Stillzeit möglich. Bei Säuglingen
können Durchfälle und Sprosspilz-
besiedelung auftreten.

Nebenwirkungen:
Magen/Darmtrakt: Übelkeit, Erbrechen, Appetitlosigkeit, Magendrücken, Bauchschmerzen, Flatulenz,
Durchfälle. Bei schweren, anhaltenden Durchfällen an Pseudomembranöse Colitis denken.
Haut/Hautanhangsgebilde: Häufig
Exantheme, Schleimhautentzün-
dungen. Selten schwarze Haar-
zunge. Trockener Mund und Ge-
schmacksveränderungen möglich.
Überempfindlichkeitsreaktionen:
Häufig allergische Reaktionen,
meist in Form von Hautreaktionen.
Urtikarielle Sofortreaktion: Thera-
pieabbruch! Sehr selten schwerwie-
gende allergische Reaktionen in
vielen Ausprägungen: Arzneimittelfieber, Gelenkschmerzen, angioneurotisches Ödem, Larynxödem,
Bronchospasmen, Herzjagen, Luft-
not, Serumkrankheit, allergische
Vaskulitis, Stephens-Johnson-
Syndrom, Lyell-Syndrom, Blutdruckabfall bis hin zum bedrohlichen Schock. Blut: Sehr selten
diverse Blutbildveränderungen,
meist reversibel. Niere, Urogenital-
organe: Sehr selten interstitielle
Nephritis. Andere: Sehr selten
Zahnverfärbungen und aseptische
Meningitis.

Pharmazeutischer Unternehmer:
Aventis Pharma Deutschland GmbH
Frankfurt am Main

Postanschrift:
Sanofi-Aventis Deutschland GmbH
Potsdamer Straße 8
10785 Berlin

Stand: Januar 2005.

Gekürzte Angaben – vollständige
Information siehe Fach- bzw.
Gebrauchsinformation, die wir
Ihnen auf Wunsch gerne zur
Verfügung stellen.

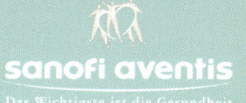

sanofi aventis
Das Wichtigste ist die Gesundheit

Amoxi-Tablinen®
500 mg, 750 mg, 1000 mg

Wirkstoff:
Amoxicillin-Trihydrat.
Verschreibungspflichtig.

Zusammensetzung:
Amoxi-Tablinen 500 mg:
1 Tablette enthält: Arzneilich wirksamer Bestandteil: Amoxicillin-Trihydrat 574 mg, entsprechend 500 mg Amoxicillin. Sonstige Bestandteile: Macrogol 6000, Croscarmellose-Natrium, Magnesiumstearat (Ph.-Eur.), hochdisperses Siliciumdioxid.
Amoxi-Tablinen 750 mg:
1 Tablette enthält: Arzneilich wirksamer Bestandteil: Amoxicillin-Trihydrat 861 mg, entspr. 750 mg Amoxicillin.
Amoxi-Tablinen 1000 mg:
1 Tablette enthält: Arzneilich wirksamer Bestandteil: Amoxicillin-Trihydrat 1148 mg, entspr. 1000 mg Amoxicillin. Sonstige Bestandteile: Lactose-Monohydrat, mikrokrist. Cellulose, Copovidon (Ph.-Eur.), hydriertes Rizinusöl, Magnesiumstearat (Ph.-Eur.), Poly(O-carboxymethylstärke)-Natriumsalz.

Anwendungsgebiete:
Infektionen durch amoxicillin- bzw. ampicillinempfindliche Keime, z.B. Infektionen des Hals-Nasen-Ohrenbereiches (z.B.: Otitis media, Sinusitis, Tonsillitis, Pharyngitis), der oberen und unteren Atemwege (einschließlich Pertussis), der Niere und der ableitenden Harnwege, der Geschlechtsorgane (einschließlich Gonorrhö), der Gallenwege, des Magen-Darm-Traktes, der Haut und Weichteile; Typhus (einschließlich der Sanierung von Dauerausscheidern); Osteitis; Osteomyelitis; Listeriose; Endokarditisprophylaxe.

Gegenanzeigen:
Überempfindlichkeit gegen Amoxicillin, Penicillin oder einen der sonstigen Bestandteile.

Warnhinweise und Vorsichtsmaßnahmen:
Allergische Diathese: Kreuzallergie mit anderen Betalaktam-Antibiotika (u.a. Cephalosporine) kann bestehen. Zwischen Pilzen und Penicillin kann Antigengemeinschaft bestehen, so daß bei vorstehender Mykose auch nach erstmaliger Penicillingabe allergische Reaktionen auftreten können. Eingeschränkte Nierenfunktion: Dosisanpassung. Bei viralen Infektionen, insbesondere mit Mononucleosis infectiosa, sowie bei lymphatischer Leukämie sollten gleichzeitige bakterielle Infektionen nur mit Vorsicht mit Amoxicillin behandelt werden, da das Risiko erythematöser Hautreaktionen erhöht ist. Schwere akute Überempfindlichkeitsreaktionen (z.B. Anaphylaxie): Behandlung abbrechen, erforderliche Notfallmaßnahmen einleiten. Pseudomembranöse Kolitis: ggf. Beendigung der Therapie in Abhängigkeit von der Indikation. Arzneimittel, die die Peristaltik hemmen, dürfen nicht eingenommen oder verabreicht werden. Zahnverfärbungen bei Kindern kann durch intensive Mundhygiene während der Behandlung vorgebeugt werden. Schwangerschaft und Stillzeit: sorgfältige Nutzen-Risiko-Abwägung. Amoxicillin geht in die Muttermilch über, daher beim Säugling Durchfälle und Sprosspilzbesiedlung der Schleimhäute möglich, so dass unter Umständen abgestillt werden muss. Möglichkeit einer Sensibilisierung bedenken. Entsprechende Nutzen-Risiko-Abwägung während der Stillzeit.

Nebenwirkungen:
Langfristige und/oder wiederholte Anwendung kann zu Superinfektionen und Kolonisation mit resistenten Bakterien oder Pilzen führen. Hämatologie: Leukopenie, Thrombozytopenie, Verlängerung der Blutungs- und Prothrombinzeit, thrombozytopenische Purpura, (hämolytische) Anämie, Panzytopenie, Agranulozytose, Eosinophilie. Nervensystem: Übererregbarkeit oder Benommenheit, Angst, Schlaflosigkeit, Verwirrtheit, Krampfanfälle. Sehr häufig und dosisabhängig gastrointestinale Störungen: Magenschmerzen, Übelkeit, Erbrechen, Meteorismus, weiche Stühle, Diarrhö. Geschmacksstörungen, Stomatitis, Zahnverfärbungen (bei Kindern) und pseudomembranöse Kolitis. Leber und Gallenwege: Anstieg von Transaminasen, Leberfunktionsstörungen und Cholestase mit und ohne Ikterus, Hepatitis. Häufig allergische Hautreaktionen wie Exantheme, Juckreiz, Urtikaria. Es können auftreten: anaphylaktische Reaktionen (z.B. Quincke-Ödem), anaphylaktischer Schock, Serumkrankheit, hämolytische Anämie, allergische Vaskulitis oder Nephritis, exfoliative Dermatitis, Lyell-Syndrom. Nieren und ableitende Harnwege: akute interstitielle Nephritis, akutes Nierenversagen mit Kristallurie.

Wechselwirkungen:
Siehe Gebrauchs- und Fachinformation.

Stand: Mai 2004.

Winthrop Arzneimittel GmbH
Industriestraße 10
82256 Fürstenfeldbruck
www.winthrop.de

Ein Unternehmen von
Sanofi-Aventis

Clin-Sanorania®
150 mg/300 mg

Wirkstoff:
Clindamycinhydrochlorid.
Verschreibungspflichtig.

Zusammensetzung:
Arzneilich wirksamer Bestandteil:
Clin-Sanorania 150 mg:
1 Kapsel enthält: 174,2 mg Clindamycinhydrochlorid 1 H_2O, entspr. 150 mg Clindamycin.
Clin-Sanorania 300 mg:
1 Kapsel enthält: 348,4 mg Clindamycinhydrochlorid 1 H_2O, entspr. 300 mg Clindamycin.
Sonstige Bestandteile:
Magnesiumstearat (Ph.-Eur.), Maisstärke, Lactose-Monohydrat, Talkum, Gelatine, Erythrosin, Indigocarmin, Titandioxid, gereinigtes Wasser.

Anwendungsgebiete:
Durch clindamycinempfindliche Erreger verursachte Infektionen: der Knochen und Gelenke; im HNO-Bereich; im Zahn- und Kieferbereich; der tiefen Atemwege; im Becken- und Bauchraum; der weiblichen Geschlechtsorgane; der Haut und Weichteile; Scharlach. Bei schweren Krankheitsbildern ist die intravenöse Therapie vorzuziehen.

Gegenanzeigen:
Vorsicht bei: eingeschränkter Leberfunktion; Störungen der neuromuskulären Übertragung; Magen-Darm-Erkrankungen in der Vorgeschichte. Aufgrund der enthaltenen Saccharose ungeeignet für Personen mit Fructose-Unverträglichkeit (hereditäre Fructoseintoleranz) sowie bei Glucose-Galactose-Malabsorption oder Saccharase-Isomaltase-Mangel. Schwangerschaft und Stillzeit: sorgfältige Nutzen-Risiko-Abwägung! Beobachtungen am Menschen haben bisher keinen Hinweis auf fruchtschädigende Einflüsse ergeben. Beim gestillten Säugling sind Sensibilisierungen, Durchfälle und Sprosspilzbesiedlung der Schleimhäute nicht auszuschließen.

Nebenwirkungen:
Gelegentlich bis häufig gastrointestinale Störungen in Form von Übelkeit, Erbrechen, Bauchschmerzen oder Durchfall, die meist leichter Natur sind und häufig während, sonst nach Absetzen der Therapie abklingen. Diese Nebenwirkungen sind applikations- und dosisabhängig. Möglich sind auch Ösophagitis und Mundschleimhautentzündung. In Einzelfällen Entwicklung einer pseudomembranösen Enterokolitis. Selten Allergien in Form von masernähnlichem Exanthem sowie Pruritus und Urtikaria. Sehr selten Schwellungen (Quincke-Ödem, Gelenkschwellungen), Arzneimittelfieber sowie Erythema exsudativum multiforme (z.B. Stevens-Johnson-Syndrom) und Lyell-Syndrom. In Einzelfällen anaphylaktischer Schock. Diese Reaktionen treten teilweise schon nach Erstanwendung auf. Selten und reversibel sind Auswirkungen auf das Blutbild, die toxischer und allergischer Art sein können und sich in Form von Thrombozytopenie, Leukopenie, Eosinophilie, Neutropenie und Granulozytopenie zeigen. Selten bis gelegentlich leichte, vorübergehende Erhöhung der Serumtransaminasen. In Einzelfällen vorübergehende Hepatitis mit cholestatischer Gelbsucht. Selten ist eine neuromuskulärblockierende Wirkung. Sehr selten Juckreiz und Scheidenkatarrh sowie desquamatöse und bullöse Hautentzündung. In Einzelfällen Polyarthritis.
Warnhinweis: Eine Clindamycin-Behandlung ist u.U. eine mögliche Behandlungsalternative bei Penicillin-Allergie (Penicillin-Überempfindlichkeit). Eine Kreuzallergie zwischen Clindamycin und Penicillin ist nicht bekannt und aufgrund der Strukturunterschiede der Substanzen auch nicht zu erwarten.

Es gibt jedoch in Einzelfällen Informationen über Anaphylaxie (Überempfindlichkeit) auch gegen Clindamycin bei Personen mit bereits bestehender Penicillin-Allergie. Dies sollte bei einer Clindamycin-Behandlung von Patienten mit Penicillin-Allergie beachtet werden.

Hinweise für die Behandlung:
Bei Langzeittherapie (Behandlung länger als 3 Wochen) in regelmäßigen Abständen Kontrolle von Blutbild sowie Leber- und Nierenfunktion. Langfristige und wiederholte Anwendung kann zu einer Superinfektion bzw. Kolonisation mit resistenten Keimen oder Sprosspilzen der Haut und Schleimhäute führen. Keine Anwendung bei akuten Infektionen der Atemwege, wenn diese durch Viren verursacht sind.

Wechselwirkungen:
Siehe Gebrauchs- und Fachinformation.

Stand: Februar 2003.

Winthrop Arzneimittel GmbH
Industriestraße 10
82256 Fürstenfeldbruck
www.winthrop.de

Ein Unternehmen von
Sanofi-Aventis

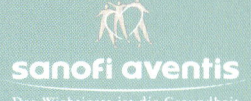

Flagyl®
400 mg

Wirkstoff:
Metronidazol.
Verschreibungspflichtig.

Zusammensetzung:
1 Filmtablette Flagyl 400 enthält
400 mg Metronidazol.
Sonstige Bestandteile:
Calciumhydrogenphosphat,
Maisstärke, Magnesiumstearat
(Ph.-Eur.), Macrogol 400, Talkum,
Hypromellose.

Anwendungsgebiete in der
Zahnheilkunde:
Infektionen mit Beteiligung von
Anaerobiern.

Gegenanzeigen:
Überempfindlichkeit gegen Metronidazol und andere 5-Nitroimida-
zole. Nicht anwenden im ersten
Drittel der Schwangerschaft, sorgfältige Abwägung im 2. und 3.
Drittel der Schwangerschaft. Während der Stillzeit entweder das Stillen unterbrechen oder das Medikament absetzen.
Sorgfältige Nutzen-Risiko-Abwägung bei Patienten mit schweren
Leberschäden, Störungen der
Blutbildung sowie Erkrankungen
des Zentral- oder peripheren
Nervensystems.

Nebenwirkungen:
Gelegentlich:
Geschmacksstörungen, bitteres
Aufstoßen, Zungenbelag, Glossitis,
Stomatitis, Magendrücken, Übelkeit, Erbrechen, Appetitlosigkeit,
Durchfall. Kopfschmerzen, Schwindel, Schläfrigkeit, Schlaflosigkeit,
psychotische Störungen einschließlich Halluzinationen und Verwirrt-
heitszuständen, Erregbarkeit,
Depression.
Periphere Neuropathien und
Krampfanfälle, erstere äußern sich
durch Taubheitsgefühl, Pelzigsein
oder Kribbeln in den Extremitäten.
Hautreaktionen (z.B. Rash, Juckreiz, urtikarielles Exanthem), Arzneimittelfieber, angioneurotisches
Ödem (Quincke-Ödem), Pustelaus-
schläge.

Leukopenie und Granulozytopenie.
Daher sind bei längerer Anwen-
dung regelmäßige Blutbildkontrol-
len angezeigt (s. auch „in Einzelfäl-
len auftretende Nebenwirkungen").
Dunkler Urin.
Selten:
pseudomembranöse Enterokolitis.
Anaphylaktische Reaktionen bis
hin zum anaphylaktischen Schock.
Dysurie, Cystitis, Harninkontinenz.
Leberfunktionsstörungen (z.B.
Erhöhung von Transaminasen und
Bilirubin im Serum). Candida-
Superinfektionen im Genitalbe-
reich. Schwächegefühl, Sehstörun-
gen. Cholestatische Hepatitis.
Sehr selten:
Agranulozytose und Thrombozyto-
penie, Pankreatitis.
Einzelfälle:
Enzephalopathie und subakutes
Kleinhirnsyndrom (mit z.B. Ataxie),
Rückbildung nach Absetzen.

Hinweis:
Flagyl 400 mg kann das Reaktions-
vermögen so weit verändern, dass
die Fähigkeit zur aktiven Teilnah-
me am Straßenverkehr oder zum
Bedienen von Maschinen beein-
trächtigt wird. Das gilt in verstärk-
tem Maße bei Behandlungsbeginn
und im Zusammenwirken mit
Alkohol.

Pharmazeutischer Unternehmer:
Aventis Pharma Deutschland GmbH,
Frankfurt am Main

Postanschrift:
Sanofi-Aventis Deutschland GmbH
Potsdamer Straße 8
10785 Berlin

Stand: Januar 2006.

Novalgin® Tropfen
Novalgin® Filmtabletten
Novalgin® akut Brausetabletten

Wirkstoff:
Metamizol-Natrium
1 H_2O, verschreibungspflichtig.

Zusammensetzung:
1 Filmtablette enth. 500 mg Metamizol-Natrium. 1 Brausetablette enth. 500 mg Metamizol-Natrium, 1 ml Lösung (20 Tropfen) enth. 500 mg Metamizol-Natrium. Sonstige Bestandteile: Novalgin Filmtabletten: Macrogol 4000, Magnesiumstearat, Saccharin-Natrium, Macrogol 8000, Farbstoff E 171, Talkum, Methylhydroxypropylcellulose. Novalgin akut Brausetabletten: Wasserfreie Citronensäure, Macrogol 6000, Natriumcarbonat, Natriumcyclamat, Natriumhydrogencarbonat, Saccharin-Natrium. Novalgin Tropfen: Natriumdihydrogenphosphat, Natriummonohydrogenphosphat, Saccharin-Natrium, Essenz halb und halb, gereinigtes Wasser.

Anwendungsgebiete:
Akute starke Schmerzen nach Verletzungen oder Operationen
– Koliken
– Tumorschmerzen
– sonstige akute oder chronische starke Schmerzen, soweit andere therapeutische Maßnahmen nicht indiziert sind
– hohes Fieber, das auf andere Maßnahmen nicht anspricht.
Novalgin darf nur injiziert werden, wenn eine enterale Anwendung nicht in Frage kommt.

Gegenanzeigen:
Bekannte Allergie gegen Metamizol, Pyrazolone oder Pyrazolidine oder einen sonstigen Bestandteil. Bekanntes Analgetika-Asthma-Syndrom oder Analgetika Intoleranz vom Urtikaria-Angioödemtyp, angeborener Glucose-6-phosphat-Dehydrogenase-Mangel, akut intermittierende hepatische Porphyrie, Störungen der Knochenmarksfunktion oder Erkrankungen des hämatopoetischen Systems, 1. und 3. Trimenon, Säuglinge unter 3 Monaten oder unter 5 kg KG. Strenge Indikationsstellung im 2. Trimenon. Bis 48 Std. nach Anwendung nicht stillen.

Nebenwirkungen:
Selten anaphylaktoide oder anaphylaktische Reaktionen (sehr selten lebensbedrohlich und schwer), leichte Reaktionen an Haut und Schleimhäuten (z. B. Juckreiz, Brennen, Urtikaria, Schwellungen), Dyspnoe und – seltener – gastrointestinale Beschwerden; Übergang in schwere Formen möglich, z. B. mit generalisierter Urtikaria, schweren Angioödemen (auch Larynx), schwerem Bronchospasmus, Herzrhythmusstörungen, Blutdruckabfall und Kreislaufschock. Bei entsprechend disponierten Patienten Asthmaanfälle möglich. Gelegentlich fixes Arzneimittelexanthem, selten makulopapulöses Exanthem, sehr selten Stevens-Johnson-Syndrom oder Lyell-Syndrom. Gelegentlich hypotensive Reaktionen, selten schwerer Blutdruckabfall. Selten Leukopenie, sehr selten Agranulozytose oder Thrombozytopenie. Hinweis: Bei Zeichen von Agranulozytose oder Thrombozytopenie Behandlung abbrechen und Blutbild kontrollieren! Sehr selten akute Verschlechterung der Nierenfunktion, sehr selten akute interstitielle Nephritis.

Pharmazeutischer Unternehmer:
Aventis Pharma Deutschland GmbH
Frankfurt am Main

Postanschrift:
Sanofi-Aventis Deutschland GmbH
Potsdamer Straße 8
10785 Berlin

Stand: August 2004.

Gekürzte Angaben – vollständige Information siehe Fach- bzw. Gebrauchsinformation, die wir Ihnen auf Wunsch gerne zur Verfügung stellen.

6

Notfallausstattung

Notfallgerätschaften

Welche Notfallausstattung sollte die Praxis haben?

Die effektive Versorgung eines Notfallpatienten setzt eine gewisse Mindestanforderung an die Ausrüstung des Zahnarztes voraus. In alphabetischer Reihenfolge werden hier einige wichtige Grundelemente der Ausstattung wiedergegeben.

!

Notfallgerätschaften:

- Absaugkatheter, eventuell manuelle Absaugpumpe
- Ampullensäge
- Beatmungsbeutel mit Atemmasken für Erwachsene/Kinder (alternativ Weichkissenmaske)
- Blutdruckmessgerät
- Blutzuckermessgerät
- Einmalhandschuhe
- Einmalkanülen (zum Beispiel gelb, grün)
- Einmalspritzen (5 ml, 10 ml)
- Guedel-Tuben
- Infusionslösung (Ringer-Lactat-Lösung/isotonische Kochsalzlösung)
- (Intubationsbesteck nur optional)
- Medikamentenset (siehe S. 169 ff.)
- Pflaster
- Sauerstoffgerät mit Nasensonden
- Schere
- Stauschlauch
- Stethoskop
- Tupfer
- Venenverweilkanülen (z. B. Braunülen, Vygonülen)

Notfallmedikamente

Medikamente zur oralen Verabreichung

Übersicht

Generic name	Handelsnamen (Auswahl)	Indikation	Standard- dosierung
Adrenalin Dosier Aerosol	Primatene Mist*	allergische Reaktion, Bronchospastik	2 Hübe zur Inhalation, alle 5 Minuten wiederholen
Betamethason	Celestamine N liquid	allergische Reaktion, Asthma bronchiale	30 ml p. o.
Calcium-Brause- tabletten	Calcium Sandoz forte⁺	milde Allergie, Hyperventilation	500–1000 mg
Clemastin Dimetinden	Tavegil Fenistil	allergische Reaktion	20 ml (= 1,5 Ess- löffel) Tavegil 20–40 Trp. Fenistil
Diazepam Trp. Diazepam rectio- le	Valiquid; Diaze- pam ratio Trp. Diazepam Desitin rectal tube 5 mg/10mg	Erregungs- zustand, Krampfanfall	2–5 mg p. o. 10–40 mg rektal
Glukose	Traubenzucker	Hypoglykämie	4–5 Teelöffel in Wasser auflösen
Nitrogylcerin Spray	Nitrolingual Spray	Angina pectoris, Hypertonie	2 Hübe sub- lingual
Salbutamol/ Fenoterol Dosier Areosol	Sultanol/Berotec Spray	Bronchospastik, Asthmaanfall	2 Hübe zur Inhalation
Theophyllin- Brausetabletten	Euphyllin quick 200⁺	Asthmaanfall	1 Tablette in Wasser auflösen und trinken
* in Deutschland nur über Apothekenbestellung erhältlich			

Medikamente zur parenteralen Verabreichung

Übersicht

Generic name	Handelsnamen (Auswahl)	Indikation	Standarddosierung
Adrenalin	Suprarenin Amp., 1 : 1000, 1 ml = 1 mg[+]	Anaphylaxie, Herz-Kreislauf-Stillstand, Inhalt der Amp. immer auf 10 ml verdünnen!	Anaphylaxie: 1–3–5 ml der verdünnten Lsg. i. v., Herz-Kreislauf-Stillstand: initial 10 ml der verdünnten Lsg i. v.
Clemastin Dimetinden	Tavegil Fenistil	allergische Reaktion	1 Amp. langsam i. v. 1 Amp. langsam i. v.
Dexamethason Methylprednisolon	Fortecortin 100 mg[+] Urbason solubile forte 250 mg	anaphylaktischer Schock, schwere allergische Reaktion, schwerer Asthmaanfall	1 Amp. langsam i. v.
Furosemid	Lasix Amp.	Lungenödem	1–2 Amp. i. v.
Glucose 40 %	Glucose 40 % Amp.	Hypoglykämie	20–100 ml i. v.

Adrenalin

Präparat	Suprarenin 1 Amp. = 1 ml = 1 mg Adrenalin 1 : 1000 Adrenalin Spray s. Epinephrin S ...
Indikation	Asystolie, Kammerflimmern Anaphylaxie
Dosierung	Die Ampulle mit 0,9 %iger NaCL-Lsg. auf 10 ml verdünnen. Reaninmation: 10 ml der verdünnten Lsg. i. v., gegebenenfalls nach 3 min wiederholen Anaphylaxie: initial 1–3 ml der verdünnten Lösung i. v., gegebenenfalls nach 3 min wiederholen.
Wirkung	Stimulierung der adrenergen Rezeptoren und in geringerem Maße der adrenergen Rezeptoren Erhöhung des peripheren Widerstands Blutdruckanstieg, Steigerung der koronaren Durchblutung, Steigerung des Herzzeitvolumens
Nebenwirkung	Tachykardie, Extrasystolie
Kontraindikation	im Notfall keine

Clemastin

Präparat	Tavegil 1 Amp = 5 ml = 2 mg
Indikation	Allergien, anaphylaktische Reaktionen
Dosierung	2–5 ml i. v. langsam injizieren
Wirkung	H1-Antagonist
Nebenwirkung	zentral dämpfend, Müdigkeit
Kontraindikation	in Notfällen keine

Diazepam

Präparat	Valium, Diazepam-ratio u. a. 1 Amp. = 2 ml = 10 mg Valiquid Trp., Diazepam ratio Trp. Diazepam Desitin rectal tube 5 mg/10 mg
Indikation	Unruhezustände, Krampfanfälle
Dosierung	Sedierung: oral 3–5 mg, rektal 10 mg Krampfanfall: rektal 20–40 mg 10–20 mg i. v.
Wirkung	sedativ, anxiolytisch, antikonvulsiv
Nebenwirkung	Atemdepression
Kontraindikation	Alkoholvergiftung

Dimetinden

Präparat	Fenistil 1 Amp. = 4 ml = 4 mg Fenistil Trp. 1 ml = 20 Trp. = 1 mg
Indikation	allergische Reaktion (Urtikaria, Pruritus, Quincke-Ödem)
Dosierung	ca. 1 ml/10 kg K G i. v. ca. 20–40 Trp.
Wirkung	antiallergisch, Hemmung der H1-Rezeptoren
Nebenwirkung	Müdigkeit, Übelkeit
Kontraindikation	in Notfällen keine

Epinephrin-Autoinjektor

Präparat	Anapen-Autoinjektor 150 µg Anapen-Autoinjektor 300 µg
Indikation	akute allergische Reaktion Anaphylaxie Autoinjektor auch zur Selbstinjektion geeignet
Dosierung	Kinder 150 µg Erwachsene 300 µg
Wirkung	Vasokonstriktion, Erhöhung des peripheren Wider- stands, Blutdruckanstieg
Nebenwirkung	Angstgefühle, Zittern, Schwindel
Kontraindikation	Kinder < 15 kg/KG

Epinephrin-Dosieraerosol

Präparat	Primatene Mist 1 Hub = 0,22 mg
Indikation	akute Atemnot verursacht durch Schwellungen der Schleimhaut im Bereich der Luftwege und/oder Spasmen der Bronchialmuskulatur
Dosierung	Kinder initial 1–2 Hübe Erwachsene initial 3–4 Hübe
Wirkung	lokale Vasokonstriktion, Abschwellung, bronchospas- molytisch
Nebenwirkung	Angstgefühle, Zittern, Schwindel, Tachykardie
Kontraindikation	im Notfall keine

Fenoterol

Präparat	Berotec 100 Dosier Aerosol 1 Hub = 0,1 mg
Indikation	Bronchospastik, Asthma bronchiale
Dosierung	1–2 Hübe Berotec
Wirkung	Spasmolyse der glatten Muskulatur
Nebenwirkung	Tachykardie, Unruhe
Kontraindikation	Tachykardie, Arrhythmie

Furosemid

Präparat	Lasix, Furosemid-ratio u. a. 1 Amp. = 2 ml = 20 mg 1 Amp. = 4 ml = 40 mg
Indikation	Lungenödem, Herzinsuffizienz, Überwässerung
Dosierung	20–40–80 mg i. v.
Wirkung	Wasserausschwemmung durch Hemmung der Natriumreabsorption in der Niere
Nebenwirkung	Hypokaliämie, Blutdruckabfall
Kontraindikation	schwere Hypokaliämie

Glyceroltrinitrat (Nitrogylcerin)

Präparat	Nitrolingual-Spray: 1 Hub = 0,4 mg Nitrolingual-Zerbeißkapseln: 1 Kps. = 0,8 mg
Indikation	Angina pectoris, Herzinfarkt, hypertensive Krise, kardiales Lungenödem, spastische Schmerzen (Nieren-Gallen-Kolik)
Dosierung	initial 2 Hübe Nitrolingual-Spray, dann nach Wirkung und Blutdruckverhalten
Wirkung	Vasodilatation, Senkung der Vorlast, Verminderung des Sauerstoffverbrauchs des Herzens, Relaxation der glatten Muskulatur
Nebenwirkung	Blutdruckabfall, Tachykardie
Kontraindikation	Hypotonie, Volumenmangel, bis zu 24 h nach Einnahme von Sildenafil (Viagra), Vardenafil (Levitra), Tadalafil (Cialis)

Prednisolon

Präparat	Solu-Decortin H 250 mg/1000 mg: 1 Fl. mit Trockensubstanz enthält 250 mg beziehungsweise 1000 mg + 1 Amp. mit 5 ml Lösungssubstanz Infectocortikrupp Supp. 100 mg
Indikation	Allergien, anaphylaktischer Schock, Status asthmaticus, Reizgasvergiftung
Dosierung	250 mg–1 g langsam i. v.
Wirkung	antiallergisch, entzündungshemmend
Nebenwirkung	in Notfällen nicht von Bedeutung
Kontraindikation	in Notfällen keine

Salbutamol

Präparat	Sultanol Dosier-Aerosol, Salbutamol ratio DA u. a. 1 Hub = 0,1 mg
Indikation	Asthma bronchiale, Bronchospastik
Dosierung	1–2 Hübe Sultanol-Aerosol
Wirkung	Spasmolyse, Parasympathikolyse
Nebenwirkung	Tachykardie, innere Unruhe
Kontraindikation	Tachykardie, Arrhythmie

Theophyllin

Präparat	Euphylong 200 1 Amp. = 10 ml = 200 mg Theophyllin Euphylong Quick 200 Brausetbl.
Indikation	Bronchospastik, Asthma bronchiale
Dosierung	½–1 Amp. langsam i. v. 1–2 Brausetbl. auflösen und trinken lassen
Wirkung	Erweiterung der Bronchien, Senkung des Drucks im kleinen Kreislauf
Nebenwirkung	Übelkeit, Erbrechen, Tachykardie, Unruhe
Kontraindikation	Schock, Tachykardie

7
Eigenschutz

Grundsätzliche Maßnahmen

Sorgfaltspflicht

Versicherungs-
schutz!

Der Eigenschutz zur Vermeidung von berufsbedingten Infektionen und Verletzungen sollte nicht nur in eigenem Interesse zur Selbstverständlichkeit werden, sondern gehört rechtlich gesehen auch zu den Sorgfaltspflichten eines jeden Arbeitnehmers im medizinischen Bereich (Unfallverhütungsvorschriften der Berufsgenossenschaft). Eine grobe Nichtbeachtung kann im Schadensfall zu einer Einschränkung des Versicherungsschutzes führen.

Grundsätzliche Hygiene- und Schutzmaßnahmen

Virusdichte Hand-
schuhe

Jeder Mitarbeiter einer Zahnarztpraxis, der potenziell mit infektiösen Patienten oder Materialien in Berührung kommen kann, sollte bei jedem möglichen Kontakt mit Körpersekreten konsequent virusdichte Handschuhe (Latex-Handschuhe) tragen. Bei bereits bekannten besonderen Gefährdungen muss zusätzlich spezielle Schutzkleidung und gegebenenfalls ein Mundschutz getragen werden.

Nadelstich- und Schnittverletzungen

Die Hauptverletzungsgefahr für Nadelstichverletzungen droht beim

- Zurückstecken in die Schutzkappe,
- Abziehen vom Konus,
- »Weiterreichen« von Nadeln,
- Herumliegenlassen gebrauchter Kanülen,
- Einwerfen in nicht verschlossene Behälter und bei der
- Verwendung von nicht durchstichfesten und bruchsicheren Sammelbehältern.

Deshalb:

- Niemals Nadel zurück in die Schutzhülle stecken.

- Nicht die Kanüle mit der Hand von der Spritze abziehen, sondern nur direkt in Entsorgungsbehälter mit Abstreifvorrichtung für Kanülen abstreifen.

- Niemals in die Öffnung eines Sammelbehälters hineingreifen!

- Nur geeignete bruch- und durchstichsichere Sammelbehälter verwenden. (Die Behälter müssen eine genügend große Einwurföffnung, auch für Flügelkanülen, haben und eine Abstreifvorrichtung vorweisen. Sie müssen von ihrer Größe her auch lange Kanülen aufnehmen und verschließbar sein!)

!

Sofortmaßnahmen/ Dekontamination

nach Verletzungen an möglicherweise HIV- oder Hepatitis- B/C-kontaminierten Instrumenten oder bei der Kontamina- tion von Schleimhäuten oder entzündlich veränderten Haut- arealen

> !

> Die bisher vorliegenden Studien haben ergeben, dass die Infek- tionsrate nach transkutaner Stich- oder Schnittverletzung mit nach- weislich HIV-kontaminierten Instrumenten bei zirka 0,4 Prozent liegt, wobei die Häufigkeit einer Serokonversion offenbar vom Krankheitsstadium des »Spenders« abhängig ist.

- Inspektion der Verletzung: Wie tief? Blutgefäße eröffnet?

- Bei geringem Blutfluss diesen durch Kompression und gleichzeiti- ges zentrifugales Auspressen der Gefäße oberhalb der Stichverlet- zung verstärken (kein Quetschen direkt im Einstichbereich!), mög- lichst länger als eine Minute bluten lassen!

- unverzügliche Reinigung der Wunde unter fließendem Wasser und mit Seife, anschließend Desinfektion mit einem virusinaktivierenden Hautdesinfektionsmittel beziehungsweise

- gründliches Spülen der kontaminierten Haut-/Schleimhautareale mit Wasser, mit Hautantiseptika mit einem Ethanolgehalt > 80 Vol.-Pro- zent, unvergälltem Ethanol 80 Vol.-Prozent (Mundschleimhaut) oder Jodopur-haltigen Präparaten auf Ethanolbasis (zum Beispiel Beta- septic, Freka Derm farblos) (Wunden)

- Augen sollten mit sterilem Wasser oder mit sauberem Leitungswas- ser alternativ mit steriler, fünfprozentiger PVP-Iodlösung gespült werden.

- Inspektion des Instruments, mit dem die Verletzung verursacht wurde: sichtbare äußere Kontamination mit Blut?

- ärztliche Entscheidung: Liegt tatsächlich eine HIV-/Hepatitis-Exposition vor? Medikamentöse Postexpositionsprophylaxe (PEP siehe unten) sinnvoll?

!

PEP empfehlen bei:

perkutaner Verletzung mit kontaminierter Hohlraumnadel oder Messer (nach Kontakt mit Körperflüssigkeiten mit hoher Viruslast wie zum Beispiel Blut, Liquor, Punktatmaterial, Organmaterial, Viruskulturmaterial), insbesondere bei:

- tiefer Verletzung (meist Schnitt)
- sichtbarem Blut auf dem Instrument
- Nadel nach intravenöser Infusion
- Patient hat Vollbild AIDS oder hohe Viruslast

PEP anbieten bei:

- oberflächlicher Verletzung (zum Beispiel chirurgischer Nadel)
- Kontakt von Schleimhaut oder verletzter/geschädigter Haut mit Material mit hoher Viruslast

PEP nicht empfehlen (aber auf Wunsch durchführen) bei:

- perkutanem Kontakt mit Urin oder Speichel
- Kontakt von intakter Haut mit Blut
- Haut- oder Schleimhautkontakt mit Urin oder Speichel

- D-Arzt-Verfahren einleiten
- HIV-/Hepatitis-Testung des Patienten (»Spender«) mit Einverständnis
- HIV-/Hepatitis-Testung des Verletzten an den Tagen 0, 40, 90 und 180

Medikamentöse Postexpositionsprophylaxe HIV (PEP)

Entscheidet man sich für eine PEP, so muss die Einnahme der Initial-dosis schnellstmöglich erfolgen (möglichst innerhalb von 30 Minuten, spätestens innerhalb von zwei Stunden!):

250 mg Zidovudin (zum Beispiel Retrovir) + 150 mg Lamivudin (zum Beispiel Epivir) + 800 mg Indinavir (zum Beispiel Crixivan).

Ab der zweiten Dosis von Indinavir auf die empfohlenen Abstände zur Nahrungsaufnahme achten (eine Stunde vor und zwei Stunden nach Einnahme keine fett- oder proteinreichen Mahlzeiten!). Bei Frauen im gebärfähigen Alter Schwangerschaft ausschließen!

Durchführung und Überwachung der medikamentösen Postexposition-sprophylaxe immer in Zusammenarbeit mit einem in der HIV-Behandlung erfahrenen Arzt. Dauer der Prophylaxe mindestens zwei Wochen, besser vier Wochen nach folgendem Regime:

2 × 250 mg/d Zidovudin (zum Beispiel Retrovir) + 2 × 150 mg/d Lamivudin (zum Beispiel Epivir) oder auch als Fertigkombination Combivir 2 × 1 Tbl./d
plus
3 × 800 mg/d Indinavir (zum Beispiel Crixivan) oder 3 × 750 mg Nel-finavir (zum Beispiel Viracept)

Die Wirkung einer prophylaktischen Medikamenteneinnahme ist nicht gesichert, insbesondere zur Prophylaxe mit der Dreierkombination lie-gen praktisch noch keinerlei Erfahrungen vor. Diskutiert werden sollte die Chemoprophylaxe deshalb nur, wenn der »Spender« definitiv HIV-infiziert ist.

Die Medikamente für eine Chemoprophylaxe sollten jederzeit inner-halb von zwei Stunden verfügbar sein. Jeder Beschäftigte (bezie-hungsweise die Rettungsleitstelle) sollte wissen, auf welchem Wege und wo im Ernstfall die Medikamente erhältlich sind! Ebenso sollte ein kompetenter Ansprechpartner (zum Beispiel eine in der HIV-Behandlung erfahrene Einrichtung) bereits vor einem Ernstfall kontaktiert sein, um bereits vorab Entscheidungen für den Notfall mitzutragen und Vorgehensweisen festzulegen.

Hepatitis-B

Verhalten nach Stich- beziehungsweise nach Schnittverletzungen mit Hepatitis-B-Virus-kontaminierten Instrumenten

- bei einem Ungeimpften sofortige aktive/passive Simultanimpfung (innerhalb von 24 Stunden)

- bei einem Geimpften (Teilgeimpften) ohne Erfolgskontrolle: Ist eine Anti-HBs-Bestimmung sofort möglich und negativ oder ist eine Anti-HBs-Bestimmung nicht möglich, sofortige aktive/passive Simultanimpfung

- bei einem Geimpften, bei dem nach Impfung Serokonversion und einmal schützende Anti-HBs-Konzentrationen nachgewiesen wurden: Ist eine Anti-HBs-Bestimmung sofort möglich und negativ (oder < 10 IE/l Serum-Anti-HBs) oder ist die Bestimmung nicht durchführbar, erfolgt die aktive Auffrischimpfung.

- bei einem Geimpften mit nachgewiesenem Anti-HBs von > 10 IE/l: keine weitere Maßnahme erforderlich

Hepatitis-C

Verhalten nach Stich- beziehungsweise nach Schnittverletzungen mit Hepatitis-C-Virus kontaminierten Instrumenten

Es gibt aktuell keine effektive postexpositionelle Prophylaxe für die HCV-Infektion, das Augenmerk kann sich hier nur auf die frühe Identifikation einer manifesten Infektion mit HCV richten.

Keine effektive postexpositionelle Prophylaxe möglich

Giftnotrufzentralen

Giftnotruf Berlin

Beratungsstelle für Vergiftungs-
erscheinungen im Diagnostikum
Oranienburger Str. 285
13437 Berlin

Tel.: 030 19240
Fax: 030 30686721

Berlin

Universitätsklinikum
Rudolf Virchow
Station 43 b
Augustenburger Platz 1
13353 Berlin

Tel.: 030 4505-3555/-3565
Fax: 030 45053915

Bonn

Informationzentrale gegen
Vergiftungen
Zentrum für Kinderheilkunde
Adenauerallee 119
53113 Bonn

Tel.: 0228 19240
Fax: 0228 2873314

Erfurt

Gemeinsames Giftinformationszentrum der Länder Mecklen-
burg-Vorpommern, Sachsen-
Anhalt und Thüringen
Klinikum Erfurt
Nordhäuser Str. 74
99089 Erfurt

Tel.: 0361 730730
Fax: 0361 7307317

Freiburg

Universitätskinderklinik Informa-
tionszentrale für Vergiftungen
Mathildenstr. 1
79106 Freiburg

Tel.: 0761 19240
Fax: 0761 2704457

Göttingen

Giftinformationszentrum Nord
Zentrum für Toxikologie
Robert-Koch-Str. 40
37075 Göttingen

Tel.: 0551 19240
Fax: 0551 3831881

Homburg

Informations- und Beratungszentrum
für Vergiftungsfälle
Kirrberger Straße
66421 Homburg/Saar

Tel.: 06841 19240
Fax: 06841 168314

Mainz

Beratungsstelle bei Vergiftungen
II. Med. Poliklinik
Langenbeckstr. 1
55131 Mainz

Tel.: 06131 19240
Fax: 06131 232468

München

Giftnotruf München
Toxikolog. Abt. der II. Med. Klinik
Ismaninger Str. 22
81675 München

Tel.: 089 19240
Fax: 089 41402467

Nürnberg

Giftinformationszentrale der
Medizinischen Klinik 2
Klinikum Nürnberg Nord
Prof.-Ernst-Nathan-Str. 1
90340 Nürnberg

Tel.: 0911 3983478
Fax: 0911 3982192

Stichwortverzeichnis

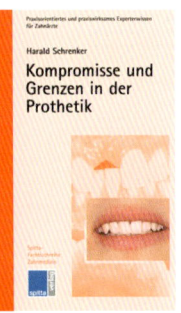
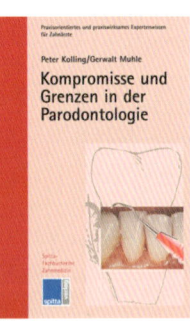
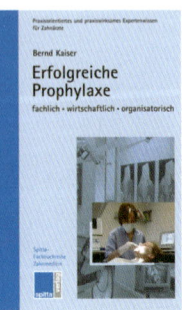

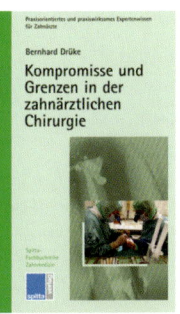
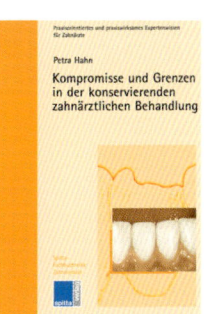
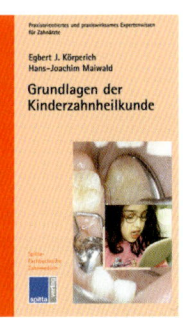

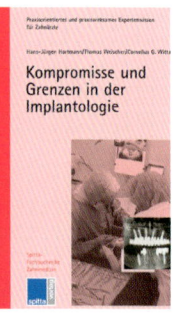
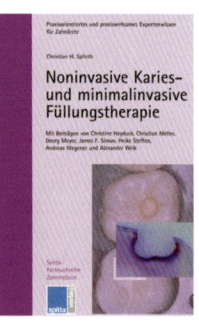
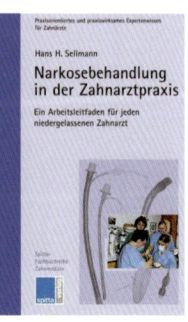

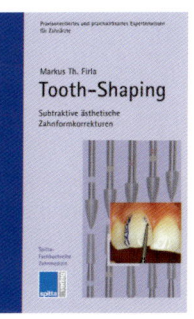
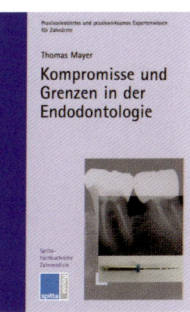
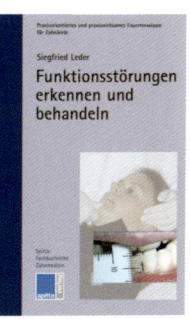